がんの名医が実践！

ケトン体食事法で健康になる

福田一典

JN075656

祥伝社黄金文庫

本書は、2016年3月、洋泉社から単行本で刊行された『やせる！若返る！ケトン体食事法』を改題し、加筆・修正のうえ文庫化したものです。

はじめに

体脂肪を燃焼させる「ケトン体食事法」で、すっきりやせて健康になろう！

私は若い頃、医学部の学生として大学に通いながら、毎日ボクシング部の練習に励んでいました。練習はハードでしたが、食べ盛りの20代でしたので、いつも試合前の減量に苦しんでいました。

大好きな肉料理はカロリーが高いので、ほとんど食べず、野菜中心の粗末なおかずとごはんを少量という食事を摂り続け、朝夕はランニングに精を出します。摂取カロリーを大幅に下げて、運動量を増やすことで消費カロリーを増大させる毎日ですから、試合前の検量まで、スムーズに体重を減らすことはできました。

しかし、検量した時点で体がフラフラしてしまい、どうにも力が湧いてきません。

プロボクシングと異なり、検量は試合の直前ですので、検量後にスタミナ食を食べて力をつけることなどできるはずもなく、フラフラのまま、カラ元気のような気合だけをこめて、リングに上がっていました。

しかし、試合は思うようにはなりません。負け続けながら、

「いつもはもっとパワーもスタミナもあるのに……。減量が苦しくて、試合で力が出せないなんて……」

と悔しい思いばかりしていました。

この減量法の間違いは、まず「筋肉量が減ってしまうこと」です。

人間の細胞組織をつくる材料は、たんぱく質ですから、肉や魚、卵、大豆製品などを摂らずに減量すれば、脂肪だけでなく、筋肉量が減少してしまいます。

十分なたんぱく質を摂らずに運動量を増やして、減量に成功しても、ボクシングに大切な筋肉を減らしてしまっては、試合でいい結果は残せません。

理想的な「細マッチョ」をめざすためであれば、その当時私がやっていたことは残念ながら、間違いだらけの減量法といわざるを得ません。

ところでみなさんは「ケトン体」という言葉をご存じですか？

ケトン体とは、体内でブドウ糖が枯渇し、貯蔵した体脂肪を燃焼させてエネルギーを得るときに、肝臓で生み出される物質です。

つまり、**ケトン体は「空腹時や糖質が不足しているときにできる」**ものと考えていただければよいわけです。

最近の研究によって、このケトン体には、**抗酸化作用や抗炎症作用などの有効性**が認められ、**老化を予防**して、**がんやアルツハイマー病の治療にも大変効果があること**が報告されるようになりました。

「不食生活」や「断食療法」が、病気の治療や健康に有効な側面があることは、経験的に昔から知られていました。そこには、このケトン体の活躍が少なからず関係しているということが最近わかってきました。

しかし、長期間の断食は決して簡単ではありませんし、もともと体力のない人がおこなったり、その方法を間違ってしまうと、逆に体への危険をまねき、健康を害してしまう可能性も残されています。

本書ですすめる**ケトン体食事法は、絶食をすることなく、脂肪の燃焼を促進**させて、**がんなどの病気を予防改善し、老化スピードにブレーキ**をかける新しい食生活スタイルです。

ポイントは、低糖質の食事と中鎖脂肪酸を摂ることです。

もちろん、私自身も毎日実践しているもので、はじめた当初は3カ月で11キロものダイエットに成功し、体調もみるみるよくなりました。

もともと私は太りやすい体質で、ケトン体食事法をはじめる前は身長163センチメートルで体重は70キロ前後という完全な中年太りで、生活習慣病の罹患も秒読みという状態でした。

しかし、そんな私でもケトン食生活をはじめてみると、信じられないほど簡単にスマートな体に戻れたばかりでなく、**筋肉量も増加して、体調はV字回復**できたのです。

医師として多忙な毎日を送る今、減量に苦しんでいた学生時代を振り返っては、こう述懐してしまいます。

「あのときケトン体食事法を知っていたらなあ……」

試合ではもっと勝てたでしょうし、つらい思いもしなくて済んだはずです。

きっと現在も当時の私のような間違いだらけのダイエットに明け暮れて、苦しんでいる人がいるはずです。

私たちの体が自然に生み出す**ケトン体こそが、健康と若返りを実現する**、最も安全で安心な物質です。そのケトン体を生み出し、体脂肪を燃焼させるケトン食をみなさんに知っていただきたくて、私は本書をまとめました。

これからケトン体についての正しい知識とその健康作用をわかりやすく解説していきます。もちろん、ケトン体を増やすための基本的な食生活の方法もお伝えします。
本書を読み、ぜひケトン体食事法を実践してみてください。

銀座東京クリニック　福田一典

目次

第2章 「ケトン体食事法」はなぜやせる？……47

第3章 やせる！「ケトン体食事法」の実践法……89

第4章

「ケトン体食事法」で若返る！・健康になる！……155

第5章 ケトン体食事法をはじめる前に知っておきたいケース別Q&A……221

※本書で紹介している食事法は、病気の症状や体質・体調によっては合わない場合もあります。実践する際は必ず体調を考慮しながら、無理のない範囲でおこなってください。

製作協力　西田貴史（manic）
企画協力　おかのきんや／企画のたまご屋さん
本文図版　J-ART

本書を読みはじめる前に

ケトン体とは？

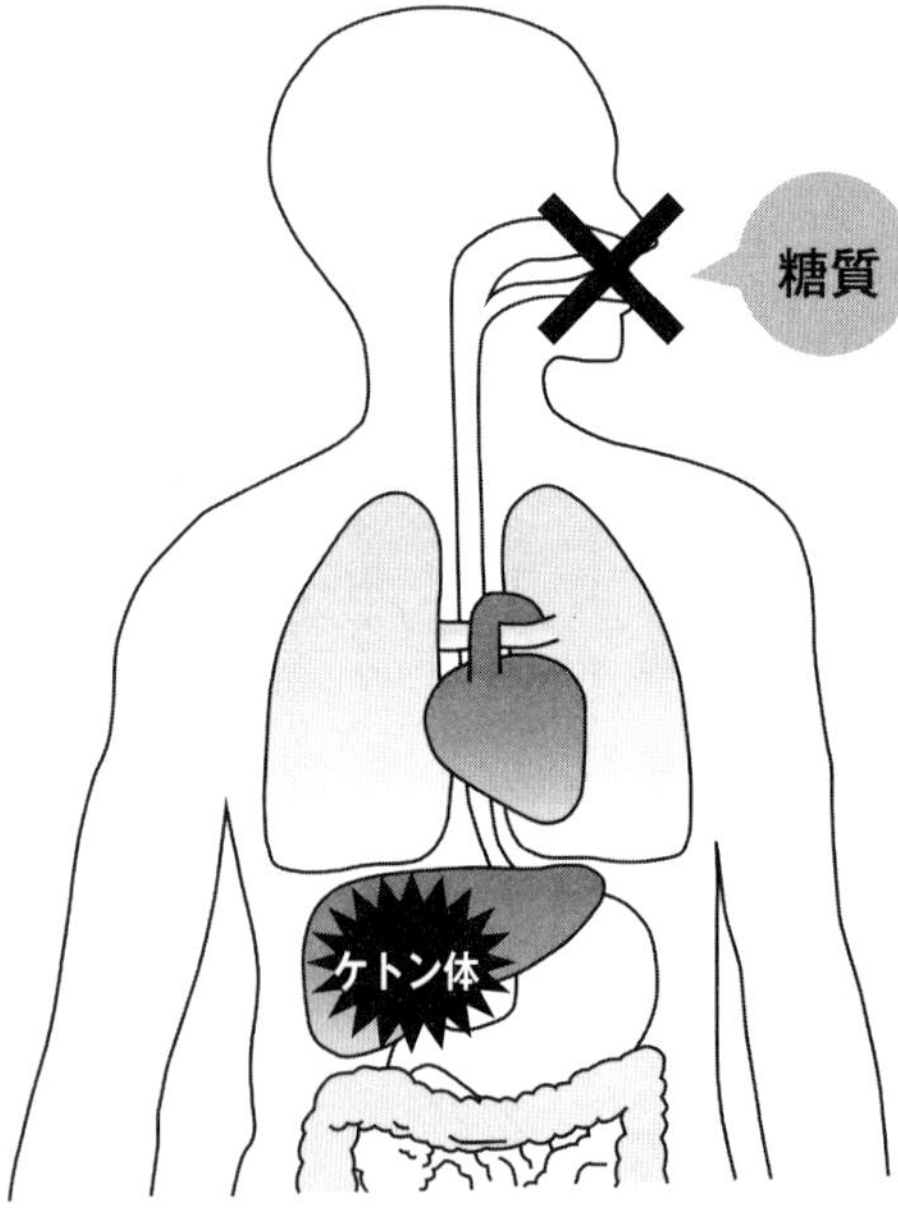

ケトン体は糖質をシャットアウトしたときに、脂肪酸を原料に肝臓でつくられる物質です。

ケトン体食事法はこんなメリットがある！

若返る！
ケトン体の
抗酸化作用で
老化をスローに

やせる！
ケトン体を
つくるときに
体脂肪が燃える

筋肉量増加
体脂肪が燃焼し、
筋肉が増える

認知症改善
ケトン体は
脳のエネルギー源
にもなる

がんを予防
がん細胞の増殖を
ストップする

この他にも、ケトン体をつくることで
さまざまな健康効果があります。

ケトン体食事法と糖質制限との違いは？

一般的な糖質制限のNG食材

甘いもの

砂糖、はちみつ、果物
和菓子、洋菓子
甘い清涼飲料水など

炭水化物

ごはん、パン、うどん
そば、中華麺、パスタ
カレー等のルー
小麦粉製品各種

醸造酒

ビール、日本酒
白ワイン、赤ワイン他
砂糖を使っている
梅酒などの果実酒

根菜

じゃがいも、さといも
さつまいも、かぼちゃ
など糖質の多い
根菜類

糖質制限の一般的なルールは
「糖質を含む食材」を減らす or 食べないこと。

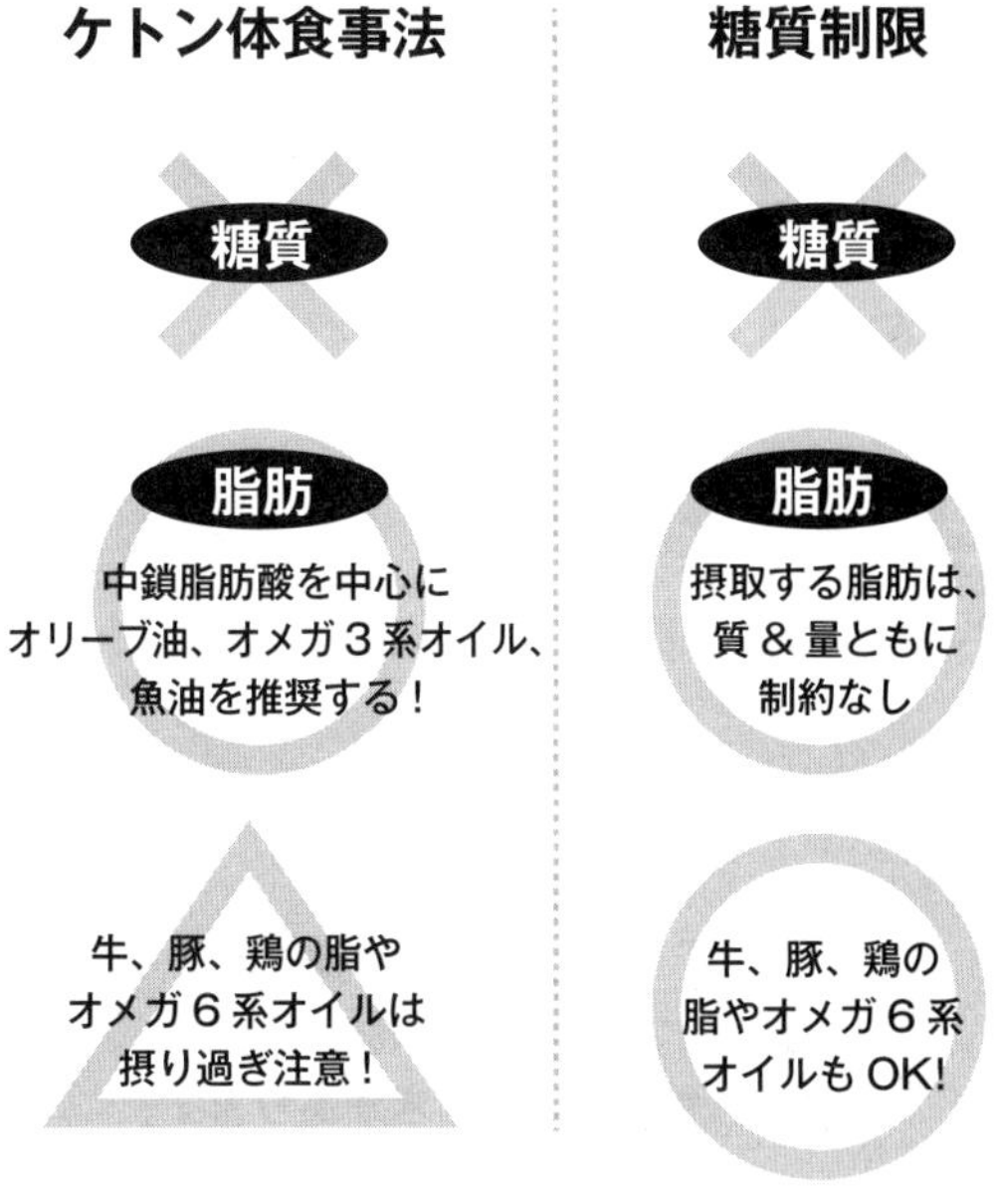
ケトン体食事法
糖質
脂肪
中鎖脂肪酸を中心に
オリーブ油、オメガ３系オイル、
魚油を推奨する！
牛、豚、鶏の脂や
オメガ６系オイルは
摂り過ぎ注意！
糖質制限
糖質
脂肪
摂取する脂肪は、
質＆量ともに
制約なし
牛、豚、鶏の
脂やオメガ６系
オイルもOK!

考え方のベースは似ていますが少し異なります。
特に脂肪の種類に気をつけることで
糖質制限の安全性がアップします。

ちなみに、ケトン体自体は…

アセト酢酸

β-ヒドロキシ酪酸

アセトン

「ケトン体」という一つの物質ではなく、
上の３つの物質の総称であり、
それぞれ異なるはたらきがあります。

それでは、１章からケトン体食事法について
詳しくお話していきましょう！

第1章

ケトン体は命を守るエネルギー源！

人間を動かす基本の燃料は糖・脂肪・たんぱく質

ケトン体についてお話しする前にまず、人間が生きて身体を動かすメカニズムについて簡単に説明します。

私たちが生きていくために、また活動するためには「エネルギー」が必要で、さらにそのエネルギーを生み出すための「燃料」が必要不可欠です。

自動車にたとえれば、燃料はガソリンであり、エネルギーはガソリンを燃やすことで得られる熱ということになります。

人間にとっての燃料は糖や脂肪であり、その糖や脂肪を細胞の中で科学的に燃焼させることで、熱などのエネルギーを得ることができます。

この細胞内での科学的燃焼を「分解」といいます。

人間の体は、主に体内で糖質からつくられるブドウ糖を分解することでエネルギーを生み出しますが、**ブドウ糖が不足しているときには、その代わりに脂肪やたんぱく質を燃料にして、エネルギーをつくり出す**ことができます。

糖質・脂肪・たんぱく質の3つが、3大栄養素と呼ばれる理由は、ここにあるのです。

この3つの栄養素を摂取して、それを酸素を使って燃焼することで得られるエネルギーによって、私たちの体は体温維持などの生命活動や運動などを続けることができます。

このときに、摂取した燃料の量が消費される燃料の量よりも多い場合、余った燃料は脂肪やグリコーゲンの形で体内に蓄積されます。飽食の時代に生まれた現代人の多くは、これらが過剰に蓄積された状態にあるといってよいでしょう。

人間は水だけで1カ月以上生きられる？

人間の体は、食事を一切しなくても水分さえ適切に摂っていれば、1カ月程度は健康に大きな問題なく、生きていけるようにできています。

生きていけるどころか、**断食や小食、カロリー制限をしたほうが、むしろ健康によい多くの作用が得られる**ということが、最近の研究で指摘されているぐらいです。

1カ月というのは余裕のある見込みで、中肉中背の平均的な体格の人であれば、2カ月ほど、かなり肥満した人であれば、半年ほどはほぼ水だけで十分生きていける場合もあります。

もちろん長期間におよぶ絶食を水の摂取だけでおこなえば、ビタミンやミネラルが不足して、健康障害が出ますので、独断で実行するのは危険ですが、医師の監修の下、ビタミンやミネラルをサプリメントなどで補充すれば、健康障害を起こすことなく、１カ月以上は普通に暮らしていけるのです。

そのわけは、人間を含め、すべての動物は、食料の枯渇などによって食事が摂れない場合に備えて、体内にエネルギーの元となる燃料物質を蓄えているからです。

しかし、現代人の多くは、食べ過ぎているのが現状です。

燃焼されずに余ったカロリーは、グリコーゲンと脂肪に合成されて、グリコーゲンは肝臓と筋肉に、脂肪は皮下と内臓の周りに貯蔵されます。

その体内貯蔵量は、平均的な体形の人で、グリコーゲンは２００〜３００グラム程度、脂肪は10キログラム程度となります。

食事を一切摂らない場合、グリコーゲンでは数時間〜半日程度しかもたないものの、脂肪では約50日間程度はエネルギーを生み出すことができます。

しかし、グリコーゲンは脂肪に比べて、エネルギーに変えやすく、応急処置としてのエネルギー確保には、とても適しています。

人間のエネルギー源は３大栄養素＆ケトン体

③
たんぱく質

生命の維持と体内の代謝に必要な栄養素だが、糖質と脂肪が枯渇すると燃料にもなる。

①
糖　質

燃焼しやすいが、血糖値が上昇し、インスリンが分泌されることで、肥満や糖尿病、がんなどの原因になる。

④
ケトン体

絶食時や糖質摂取が少ない時に脂肪が分解されて生み出され、燃料になると同時にさまざまな健康効果を示す。

②
脂　肪

長期間にわたって燃料となりエネルギーを生み出すことができる。

①②③は人間のエネルギー源になることから「３大栄養素」と呼ばれる。ケトン体は絶食時の脳へのエネルギー源として産生される。

糖質の供給をやめないと脂肪は燃えない

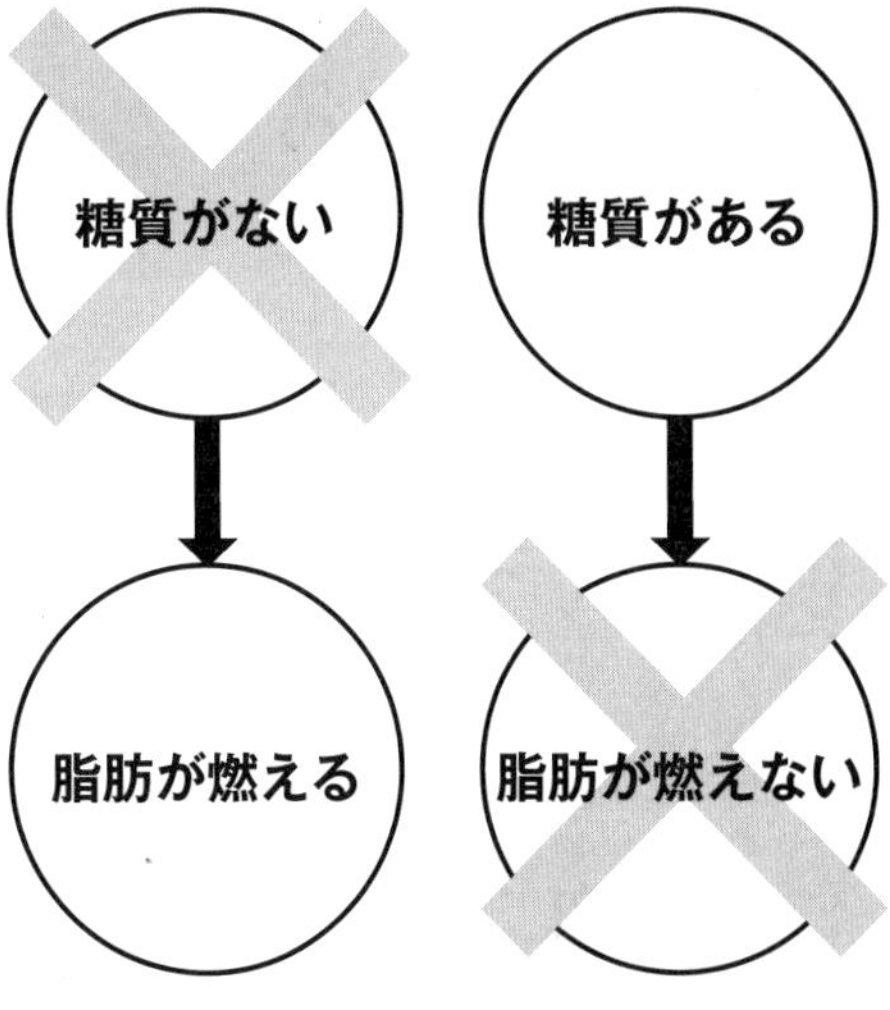

**糖質の供給が十分にあるうちは、
脂肪は燃焼しない。脂肪が燃焼しないと、
ケトン体は生み出されない。**

つまり、**グリコーゲンは短期的な処置用の燃料、脂肪は長期的な保存燃料**として、それぞれが優れた性格をもっていて、このふたつの燃料を体内に貯蔵することで、私たち人間は1カ月以上もの間、体温維持などの生命活動と運動を、ほぼ水だけの摂取で可能にすることができるのです。

絶食すると体内にケトン体ができる！

絶食などにより、ある程度の期間を食事せずに過ごすと、やがて体内のブドウ糖が枯渇しますので、人体は**ブドウ糖の代わりに脂肪酸を分解**して、エネルギーを生み出そうとします。このときに、**肝臓でつくり出されるのが「ケトン体」**です。

ケトン体ができるメカニズムを、少しだけくわしくご説明します。

絶食によって、ブドウ糖の供給が途絶えると、肝臓では「糖新生」という化学反応が起こります。糖新生とは、**ブドウ糖が枯渇したときでも、正常な血糖値を維持する**

糖新生とケトン体の関係

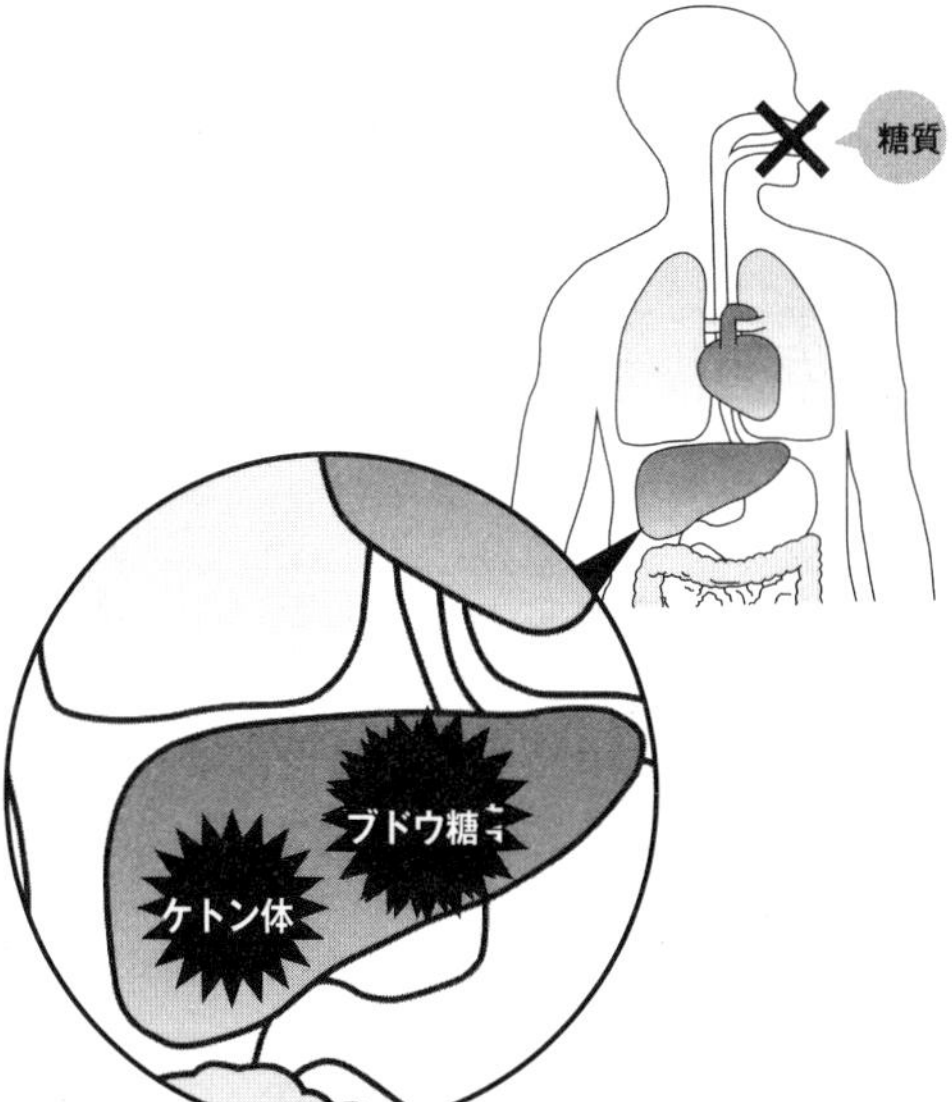

糖質が枯渇したときに、肝臓がブドウ糖をつくる現象を「糖新生」という。糖新生によって産生されたブドウ糖だけでは、全身の生命活動を支えきれないときにケトン体がつくられる。

ために、肝臓が糖質以外の物質からブドウ糖を生み出そうとする現象です。

しかし、糖新生のブドウ糖だけでは脳を含め全身をまかないきれないので、脂肪酸を分解してケトン体を産生する代謝が進むのです。

1週間以上におよぶ長期間の絶食をおこなうと、ケトン体の量は血糖値を上回って高くなります。もちろん、ケトン体自体に毒性はありませんので、身体の生理機能に悪い影響を及ぼす心配はありません。


人間の身体の細胞のうち、肝細胞と赤血球以外の**正常な細胞（がん細胞を含まない、健康な細胞のこと）は、このケトン体をエネルギー源として利用する**ことができます。

肝細胞は、ケトン体を産出するためのいわば工場ですから、自らがケトン体を消費しないように、ケトン体をエネルギーに変えるための酵素があらかじめ不足しているのです。

また、ケトン体を代謝するためには細胞内のミトコンドリアが必要なのですが、赤血球にはミトコンドリアがないので、ケトン体を代謝することはできません。

第4章で詳しくお話しますが、がん細胞内にあるミトコンドリアには、ケトン体を代謝するための酵素自体はあるものの、その活性が低下しているので、**がん細胞はケトン体をエネルギー源として利用しにくい**のです。

このがん細胞の性質を利用して、ケトン体食事法を活用すれば、がん細胞の増殖を止めたり、そのスピードを遅くしたりできることから、いまがん治療にも大きな効果が認められようとしています。

現代人の脂肪が燃えない理由は？

毎日が飢餓との戦いであった先史時代が長く続き、そんな中で進化してきた人類は、食べものが何日も得られなくても、ある程度健康を維持し、活動もできるような身体の仕組みを築き上げてきました。

その仕組みこそ、食事で摂ったエネルギーのうち、燃焼せずに余った分を脂肪として体内に貯蔵し、食べものがないときにその脂肪を燃焼させて、身体が必要とするエネルギーを産生するというシステムでした。

身体がエネルギーを必要とするとき、私たちは空腹を覚えます。

空腹感とは「体が糖質を欲しがっている」というサインにほかなりません。

有史以前の昔の人は、たとえ空腹を覚えても、高カロリーで糖分たっぷりの手短な食べものがありませんでした。すぐに糖質を補給することはできないので、体内に蓄えた脂肪を燃焼させてエネルギーを得ることで、生き延びていました。

しかし、飽食の時代に生まれた私たちは、栄養たっぷりの食べものに囲まれて生きているので、空腹を感じたときに、糖質たっぷりの食べものをすぐに食べてしまいます。

つまり、脂肪がまったく燃焼されることなく、次から次へと糖分を摂取してしまうことになります。それが1日3回、365日続いてしまうのですから、体脂肪の蓄えは増える一方です。

つまり、空腹時に体が糖質を欲しがる誘惑に、常に負けてしまうわけです。

身体が糖質を欲しがる理由は、糖質がエネルギーに変えやすいからです。糖質は極めて単純な構造をしているので、すぐにエネルギーに変えることができる栄養素なのです。

比較して、脂肪の分子構造はとても複雑で、燃焼させてエネルギーに変えるには、余計なエネルギーと時間をかけなければなりません。

つまり、エネルギーを得るためには、**脂肪を燃焼するよりも、糖分を摂取したほうが手っ取り早い**わけです。空腹のたびに糖質をたっぷり摂り続けている限り、脂肪はまったく燃焼しません。

当然余った糖質は脂肪に変換されて貯蔵されますので、どんどん体脂肪を増やしてしまうという悪循環を起こし、肥満が加速度的に進んでしまうことになるのです。

ケトン体は脳のエネルギー源として生み出される

私たち現代人の一般的な食事では、**摂取するカロリーの50〜70%を糖質が占めているといわれています。**

その人の体重や労働環境、運動量などによって、消費カロリーは人それぞれ異なりますが、平均的には1日ひとり250〜400グラム程度の糖質を摂取しているといわれています。

つまり、現代人の多くは主に糖質を分解することでエネルギーを生み出して、生活しているといえるでしょう。

その一方、絶食状態のときや糖質摂取量が極めて少ない糖質制限食を食べている人は、糖質ではなく、常に体脂肪を燃焼させることで脂肪酸を主なエネルギー源として、生活することになります。

このときに問題になるのが、脳のエネルギー源です。

それは、**通常脳はブドウ糖だけしかエネルギー源として利用できない**からです。

実はここに、ケトン体が生み出される真の理由があります。

つまり、ケトン体はブドウ糖が枯渇した場合でも、脳にエネルギー源を供給できるようにつくられるものなのです。

脳は、とてもセキュリティ度の高い臓器で、エネルギー源などを運ぶルートには「血液脳関門」と呼ばれるチェックの厳しい関所があります。

ブドウ糖は、この関所を通過することができるのですが、その他の多くの物質はチエックに引っかかり、通ることができません。

つまり、ブドウ糖が枯渇してしまうと、脳へのエネルギー供給がストップしてしまい、生命の危機的状況に陥ってしまいます。

ここで、ケトン体の出番です。

ブドウ糖が枯渇したとき、血糖値を平常値に保つために、肝臓では糖新生という現象が起こることはすでに述べました。

このとき、すでに私たちの体は「脳のエネルギー源がなくなってしまう」危機を察知していて、ブドウ糖に代わる脳のエネルギー源として、ケトン体を生み出します。

ケトン体は水溶性であるため、肝臓をスタートして、筋肉や心臓、腎臓や脳など、多くの臓器に効率よく運ばれて、ガードの厳しい血液脳関門すらも、簡単に通過することができます。

また、細胞膜も容易に通過し、細胞内に入り込み、ミトコンドリアによって代謝されて、ブドウ糖に代わるエネルギー源として、利用されるのです。

すなわち、**ケトン体は脳にとって、ブドウ糖が枯渇した状況下での唯一のエネルギー源**となるのです。

絶食などにより、ブドウ糖の枯渇状態が長期間に及ぶときには、ケトン体は脳が必要とするエネルギーの60％以上を供給します。

まさに、生命線の一端を担っている大切な物質なのです。

人間の身体には「血糖値の上がらない食事」が合っている！

人間は犬などと同じ雑食性の生きものですが、現代人の一般的な食事は、炭水化物が半分以上を占めていて、食生活スタイルでいえば草食に近い雑食ということになります。

しかし、**人間の消化管の構造は犬や猫に似て、肉食動物の特徴**を強く備えています。

また、人間の身体は、細胞内のミトコンドリアによって、たんぱく質を構成しているアミノ酸を材料にエネルギーを生み出す代謝系が発達しているほか、肝臓でも同じようにアミノ酸からブドウ糖を合成する代謝系をもち合わせています。

つまり、たんぱく質を分解することで、エネルギー産生と物質合成をおこなう代謝系が、肉食動物と同じように発達しているのです。

さらに、人体においてブドウ糖の血中濃度（血糖値）を下げる働きをするホルモンはインスリンだけですが、血糖値を上げるホルモンは、グルカゴン、アドレナリン、糖質コルチコイド、成長ホルモン、甲状腺ホルモンなど何種類もあります。

このように、**高血糖を防ぐホルモンよりも、低血糖を防ぐホルモンを多く備えている**ということは、本来人間は「血糖値の上がらない食事」を基本とすべき動物であることを示唆しています。

つまり、**人間は雑食性の生きものであるとはいえ、生理的には肉食動物に極めて近い性質である**と考えるべきなのです。

ケトン体には健康効果がたくさんある！

ケトン体の主な役割が、飢餓状態のときに、脳へのエネルギー源として活用されることであるということは、すでにお話ししました。

しかし、ケトン体の働きはそれだけではありません。

ケトン体の成分のうち、「β-ヒドロキシ酪酸」と呼ばれる成分は、単なるエネルギー源としての働きだけでなく、遺伝子発現や細胞機能にも好影響をもたらすことが、最近の研究であきらかになっています。

このような効果は、たった**2日間程度の絶食やこれからご紹介するケトン体食事法を実行するだけで十分に発揮**されます。

さらに、このβ-ヒドロキシ酪酸は、炎症を抑えたり、遺伝子発現に作用することによって、**認知症などを改善**する効果があることも報告されています。

また細胞内のミトコンドリアを増やし、インスリン感受性を高めることで、ブドウ糖代謝を促進して、**血糖を下げる作用**も認められています。

酸化ストレスに対する抵抗性を高める作用もあり、**2型糖尿病の合併症を改善**する効果も報告されています。

このようにケトン体は、さまざまな病気の発症を予防し、**認知症やがんなどの進展を遅らせたり、止めたりする効果**を発揮することが、近年次々とあきらかになっているのです。

糖質は必須栄養素ではない！

現代の栄養学では、摂取カロリーから計算した3大栄養素の好ましい摂取比率として、炭水化物は60〜65％、脂肪は20〜25％、たんぱく質は10〜20％という数値割合が提唱されています。

しかし、この比率の科学的根拠はどこにもありません。

人間は生理的には肉食動物に近い性質をもっているので、植物由来の炭水化物を中心とする、糖質の多い食事を推奨する方向性には、むしろ科学的根拠が乏しいと考えるほうが自然です。

もちろん動物の体内にも、筋肉や肝臓にブドウ糖が貯蔵されていますが、それは極めて微量です。糖質の含有量は、牛肉や豚肉では0〜0・5％程度、レバー（肝臓）

でも2～3％程度です。

つまり、トラやライオンのような生態系において上位の野生肉食動物では、摂取栄養素のほとんどがたんぱく質と脂肪であり、糖質は極めて少ないことになります。

しかし、糖質をほとんど摂取しなくても、肉食動物にとってはまったく健康上の問題はおきません。

この事実は、肉食動物はもちろん、先述のように肉食動物に近い性質をもつ**人間にとっても、糖質は必須栄養素ではない**ことを示しています。

人間が生命維持するために必須の栄養素は、水、必須アミノ酸（たんぱく質）、必須脂肪酸（脂肪）、ビタミン、ミネラルなどということになっています。

つまり、**糖質は必須栄養素のリストの中に入っていない**のです。

もちろん、脂質やたんぱく質に比べて、糖質は少ない酸素消費量でエネルギーを生み出すことができるため、エネルギー源として役には立っています。

しかし、脂肪やアミノ酸は糖質の代わりとしてエネルギー源となれますし、肝臓での糖新生によって、必要なブドウ糖は生み出せますので、仮に糖質を食事から外してしまっても、血糖は正常に維持でき、私たちは問題なく生きていけます。

また、細胞はブドウ糖がなくても、脂肪やアミノ酸を燃焼させることでエネルギーを生み出すことができるので、脂質とたんぱく質、それにビタミンとミネラルがあれば、新しい細胞をつくり、体を正常に維持することができます。

つまり、脂質とたんぱく質、ビタミンとミネラルは、身体にとって必須ですが、糖質は食事からの摂取が必須ではないといえます。

エネルギー源として使いやすいという理由だけで、**糖質の多い炭水化物が主食とされていますが、糖質の摂り過ぎによる有害作用を考えれば、むしろ糖分を食事から減らすほうが健康によい**といえます。

糖質の過剰摂取は危険！

世界保健機関（ＷＨＯ）は「1日の糖類の摂取量を25グラム以下にすべき」であると厳しく制限する指針を発表しています。「糖類」とはブドウ糖や果糖や砂糖など単糖類と二糖類の総称です。「糖類」にデンプンなどの多糖類が加わったものが「糖質」です。

しかし、日本には、それでも砂糖や糖質を摂取するメリットを声高に主張する人が少なくありません。

「脳は、血液中のブドウ糖しかエネルギー源にできない」という意見は、**ケトン体の存在を完全に否定**しています。

「血糖値が下がれば、脳の働きが悪くなり、疲労を感じたり、イライラしたり、集中力が低下する」という意見がありますが、むしろ**これらの症状は糖質中毒の禁断症状**

であり、日頃から糖質を摂取していなければ、起こりません。

「糖質は吸収がよいので、脳の働きをすぐに活発化させる」という論理は、脳のエネルギー源としての短期的な作用に目を向けているだけで、**糖質の摂取がインスリン分泌を刺激して、肥満や糖尿病、メタボリック症候群、さらには各種のがんなど、多くの疾患を増やす**有害作用になっている現実をまったく無視しています。また、長期的に見れば、日常的な糖質の過剰摂取が、認知症を増やしてしまうことも、すでにあきらかになっているのです。

糖質を摂らなくても、みなさんの肝臓が糖新生によって、必要な量をきちんとつくり出してくれますので、どうか安心してください。

それよりも**糖質の過剰摂取により、健康を損なう危険性がある**ことを知っておいてほしいと思います。また、ケトン体に含まれるβ-ヒドロキシ酪酸には抗老化作用があり、細胞自体を若返らせる効果も認められています。

ケトン体が体内に起こるメカニズムと、その安全性についてお話ししてきました。

次章からは、ケトン体のもたらすダイエット効果について、詳しくお話ししていきます。

第2章

「ケトン体食事法」はなぜやせる？

多くの人がダイエットに失敗する理由とは？

ダイエット、つまり体重を減らす原理は、とても単純です。

「食事で摂取するカロリー」が、「消費されるカロリー」よりも少なければ、体重は確実に減少します。

したがって、**ダイエットを成功させるには、食事の量を減らすか、運動量を増やすか、あるいはその両方を実行するのが基本**です。

前者の場合、しばらく絶食すれば、必ず体重は減少します。

しかし、多くの人が、

「ダイエットは難しい……」

と感じているのではないでしょうか。

本書の「はじめに」でもお話ししたように、私も学生時代は、ボクシングの減量の

やせるメカニズム

摂取カロリー　＜　消費カロリー

……しかない！

ために、当時主流だった「カロリー制限」ダイエットを繰り返しては失敗したり苦しんだりしていました。

実は、ダイエットに失敗する原因は数多くあります。

たとえば、食事での摂取カロリーを減らした場合ですが、さまざまなホルモンが作動して、食欲を向上させたり、基礎代謝率を低下させて消費カロリーを節約したりして、人体は体重の減少を阻止しようとします。

食の誘惑というものも、馬鹿にできませ

ん。

私たちの周りには、おいしい食べものが溢れています。特に甘いものや糖質を食べると、脳内報酬系を活発化させて快感を覚えるので、我慢するのは苦しくなり、ついつい手が伸びてしまうものなのです。

また、運動量を増やして体重を減らすという方法は、実は高い効果が見込めません。

たとえば、やや速足で1時間ウォーキングしたとしましょう。歩数計で測ると、おそらく約1万歩、距離にして5～6キロというところでしょうか。

「いい運動をした！」「がんばった！」と思いたいところですが、**消費されるカロリーは、たったの300キロカロリー**に過ぎません。もう少しがんばって、軽いジョギングをしてみたとしても、400キロカロリーがいいところです。

体に**蓄積された体脂肪は、約1キログラムで6000～8000キロカロリー**ほど

多くの人が失敗するダイエット

摂取カロリーを減らす

ホルモンの働きで食欲が向上！
基礎代謝が低下して消費カロリーを抑える！

身体が体重減を阻止する！

1日1時間運動する

ジョギング→約400キロカロリー/1h
ウォーキング→約300キロカロリー/1h

消費カロリーが少な過ぎる！

↓

多くの人がダイエットに失敗！

もありますから、ウォーキングであれば20時間以上、ジョギングでも15時間以上続けなければ、減量できない計算になります。

もちろん、適度な運動は健康のために大変よいことですが、ダイエットに限っていえば、水以外は何も摂取せずに、これだけの運動をしないと体重1キロを減らすことはできないということです。

つまり、**普通に食事をしながら、ほぼ運動だけで体重を減らすということは、極めて難しい**ことなのです。

ケトン体食事法によるダイエットが楽な理由

そこで、ケトン体食事法の出番です。

本屋さんには、さまざまなダイエット方法を紹介する書籍がずらりと並んでいます。

しかし、そのほとんどは著者自身による、極めて主観的な内容のダイエット記録的なものに過ぎず、医学に基づいた臨床試験などをきちんとおこない、科学的にその有効性が証明されているダイエット法は、極々少数しかありません。

ケトン体食事法によるダイエットは科学的に効果が実証されている、極めて数少ないメソッドなのです。

ケトン体食事法とは、文字通りケトン体を体内でたくさん生み出すことを目的としたものです。

血中のケトン体が増加するのは、絶食後2〜3日ほどしてからです。

しかし、絶食を長く続けることは、とても苦痛がともないます。

私が提唱している**ケトン体食事法を習慣にすれば、絶食をしなくても、絶食時と同じ効果を得る**ことができます。

この食事療法のポイントは、**超低糖質食と高脂肪食**を組み合わせて、さらに**中鎖脂**

カロリー制限によるダイエット

糖質・脂肪・たんぱく質のすべてを減らす

↓

脂肪＆筋肉減

↓

体力低下＆疲労蓄積

↓

ホルモンの働きで食欲向上＆基礎代謝減

↓

苦しいダイエット＆リバウンドの可能性大

体重自体は減少するが、
脂肪とともに筋肉量が減ってしまうので
健康面でも問題あり。

ケトン体食事法によるダイエット

糖質を減らす ＆ 中鎖脂肪酸を豊富に摂る

↓

ケトン体ができる

↓

体力向上

↓

ケトン体の働きで食欲低下 ＆ 基礎代謝 UP

↓

楽にダイエット ＆ リバウンドの可能性小

ダイエット効果が高いだけでなく、
ケトン体による健康効果で、
生活習慣病やがん、認知症などを予防できる！

肪酸を多めに摂取することに尽きます。

この食事を続けると、**ケトン体がどんどん生み出されて、高い減量効果**を得られるのです。食事の内容に気をつければ、**カロリーを無理に制限する必要もない**のです（もちろん、その上で摂取カロリーも減らせば、ダイエット効果は迅速かつ高くなります）。

さらに、**ケトン体には「食欲を低下させる作用」と「基礎代謝を高める作用」がある**ので、耐え難い空腹感を感じることもなく、ダイエットを続けられます。

また、**減少するのは体脂肪だけで、筋肉量はむしろ増えて、運動能力も維持**されます。つまり、楽に美しくやせられて、体力が向上する食事療法なのです。

ケトン食は、ダイエットだけでなく、高い健康効果があることも実証されています。

ケトン体ダイエットが楽な理由

ケトン体の効果は……

食欲を低下させる
&
基礎代謝を高める

↓

無理な我慢を
しなくていい！

糖質は麻薬よりも中毒になりやすい!?

人間を含めたすべての動物は、「快楽」に抵抗しにくいものです。

この快感を生じる脳内箇所が、「脳内報酬系」という部分です。

脳内報酬系は、欲求が満たされたときや満たされることがわかったときに活性化されて、その個体に快感を与えます。

この脳内報酬系で、主導的役割を果たしているのが「ドーパミン」と呼ばれる神経伝達物質です。ドーパミンは、脳機能を活発化させて快楽をつくり出し、活動に対して意欲的にさせる働きをしています。

正常な快感であればよいのですが、麻薬や覚せい剤などの危険な薬物においても同じ働きをするので、悪用してしまうと依存症や中毒になる危険性も否定できません。

依存性のある薬物などをくり返し使うと、体が慣れてしまい、同じ量を摂取しても、快感の度合いが次第に小さくなっていきます。つまり、同じ快感を得るためには、摂取量を増やさなければなりません。また、その薬物が体内に入ってこなくなると、ドーパミン神経系が低下して、不安症状やイライラ感などの不快な気分が生じます。

これが禁断症状（離脱症状）です。その結果、さらに摂取量が増えてしまうのです。

実は、甘いものや炭水化物に多く含まれる**糖質もこのような薬物依存と同じ作用を引き起こす**ことが、動物実験などであきらかになっています。

つまり、快感を求めて甘味や糖質の多い食べものが欲しくなり、次第にその摂取量が増えてしまい、摂れないときには、イライラするなどの禁断症状が出てしまうのです。

恐ろしいことには、ラットを用いた実験では、**コカインよりも甘味のほうがより強く、脳内報酬系を刺激する**という結果も報告されています。

これは「糖質は麻薬よりも中毒になりやすい」ということを意味します。

ブドウ糖は、脳神経の主なエネルギー源とはなりますが、糖質の多い食事を摂ることで血糖値が上がると、脳は麻薬を用いたときと同じような快感を覚えて、さらに報酬系を活性化させようとして、より糖質を求めるようになります。

甘いものや糖質を摂ることで、体内で増加する「β-エンドルフィン」という成分は「脳内麻薬」とも呼ばれる物質です。

なんと「エンドルフィン」とは、「体内で分泌されるモルヒネ」という意味なのです。

甘い食べものがやめられない人は、自分が中毒状態であることに気づいて、甘味や糖質の依存から、一日も早く脱却する努力が必要です。

自然の食品でも摂取量には要注意！

糖類は、食品に添加されているだけでなく、天然素材のはちみつや果物にもたくさん含まれています。

「はちみつやフルーツは、体にいいのでたくさん食べよう！」という人がいますが、**食品添加物であっても、自然の食品であっても、ケトン体を出すためには摂取量に注意が必要**です。

コーラやサイダーなどの清涼飲料水には、350ミリリットル缶で1缶30グラム以上の糖類が含まれています。

また、調味料にも注意が必要で、ソースやトマトケチャップなどは大さじ1杯（15ミリリットル）で約4グラムの糖類が含まれています。

料理や食品そのものだけでなく、**調味料のつけ過ぎにも注意**してください。

世界保健機関（WHO）による「糖類の摂取量は、1日のエネルギー摂取量の5％以下にとどめるべきである」という指針にならい、成人ひとりの1日分の摂取エネルギーを2000キロカロリーと仮定すれば、その5％は100キロカロリーとなります。

糖類1グラムは約4カロリーですので、1日分100キロカロリーで25グラムとなります。ということは、**コーラやサイダーであれば1缶でオーバー**してしまいます。

甘い食べものだけでなく、主食などに含まれる糖質にも注意が必要です。主食となっているごはんのお米、パンやうどんの小麦など、穀物にはデンプンとして糖質が含まれています。

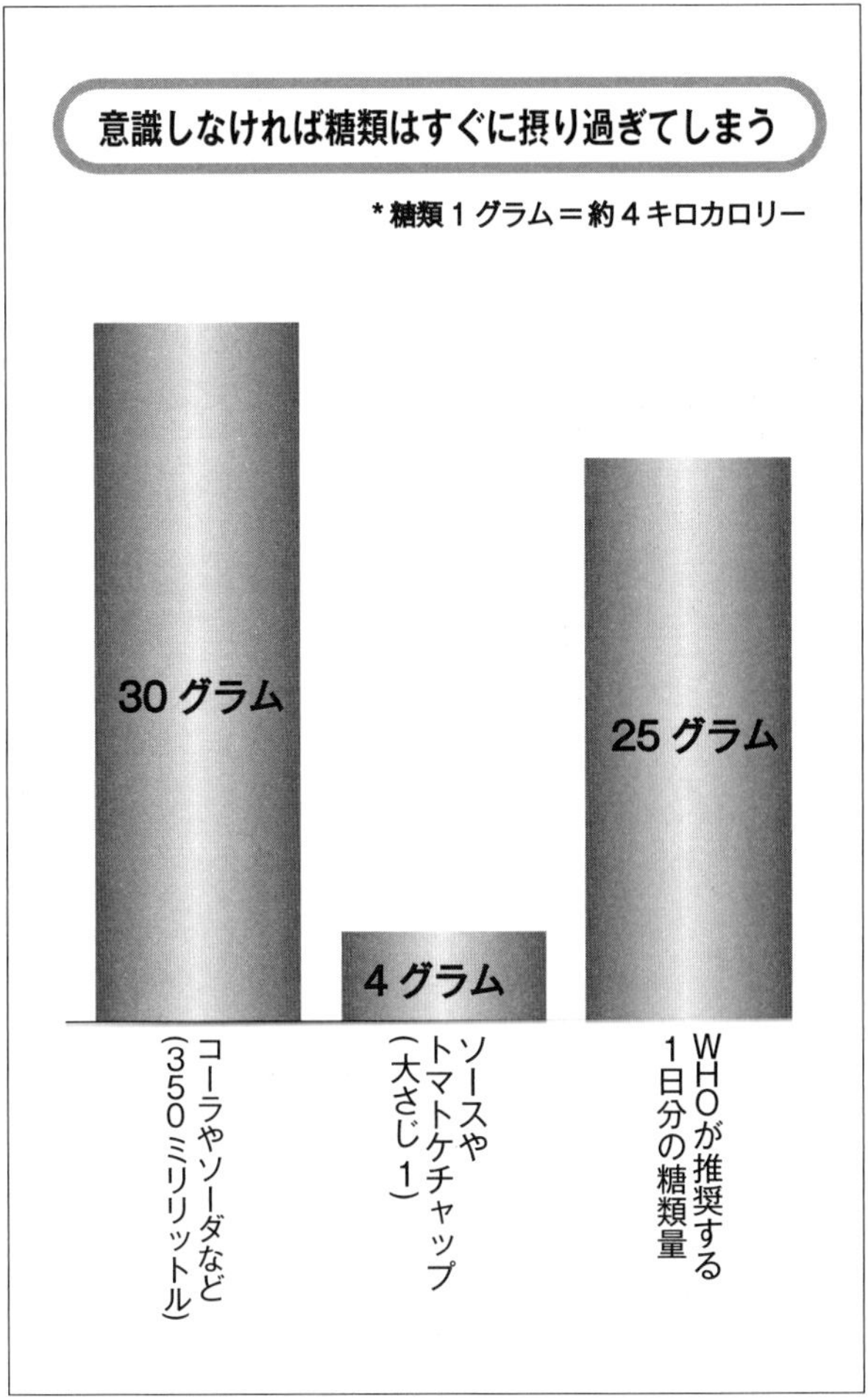
意識しなければ糖類はすぐに摂り過ぎてしまう
＊糖類１グラム＝約４キロカロリー
30グラム
4グラム
25グラム
コーラやソーダなど（350ミリリットル）
ソースやトマトケチャップ（大さじ１）
WHOが推奨する１日分の糖類量

りんご1個（可食部約300グラムとして）は約40グラム、バナナ1本（可食部約100グラムとして）は約15グラムが糖質ですから、決して少なくありません。

たんぱく質と脂肪の摂取量を減らすと病気が増える！

1977年にアメリカが国としてまとめた研究レポートでは、「肉や脂肪の摂り過ぎが、生活習慣病の発生に深く関与している」と報告されました。

このレポートを機に、健康的な食生活改善の指針として、「肉や脂肪の摂取を減らそう！」という運動が起こります。

しかし、その運動は皮肉な結果をまねいてしまいます。

多くの人が**肉や脂肪の摂取量を減らした結果、肥満や生活習慣病は減るどころか、逆に急増**してしまったのです。

肥満度の指標として世界中で使われているＢＭＩ（ボディマス指数）は、「体重（キロ）÷身長（メートル）÷身長（メートル）」という数式で求められ、その標準値は「ＢＭＩ22」とされています。

この運動の結果を報告する論文によると、ＢＭＩ30以上の肥満の割合は、１９７１〜１９７５年の調査では男性が11・９％、女性が16・６％であったのに対して、２００５〜２００６年の調査では男性が33・４％、女性が36・５％と激増してしまったことが報告されています。

食事内容を見てみると、そのカロリー比率は、１９７１〜１９７５年の調査では、炭水化物が44・０％、脂肪が36・６％、たんぱく質が16・５％だったのに対し、２００５〜２００６年の調査では炭水化物が48・７％、脂肪が33・７％、たんぱく質が15・７％となりました。

つまり、たんぱく質と脂肪の摂取量を減らした結果、糖質を多く含む炭水化物の摂取量が増え、それが肥満を爆発的に増加させてしまった原因であることが、この調査によってあきらかになりました。

インスリンの過剰分泌が肥満と病気を増やす

では、たんぱく質と脂肪の摂取を減らすことで、糖質の摂取が増加したときに、体内ではどんなことが起こるのでしょうか。

まず、糖質は体内で分解されて、ブドウ糖になります。ブドウ糖はインスリンの分泌を刺激して、分泌されたインスリンは脂肪の合成とその貯蔵を促進するので、体脂肪が増えて肥満になります。

インスリンは肥満を引き起こすホルモンなのです。

また、インスリンの働きを抑える物質は脂肪細胞から分泌されているので、肥満に

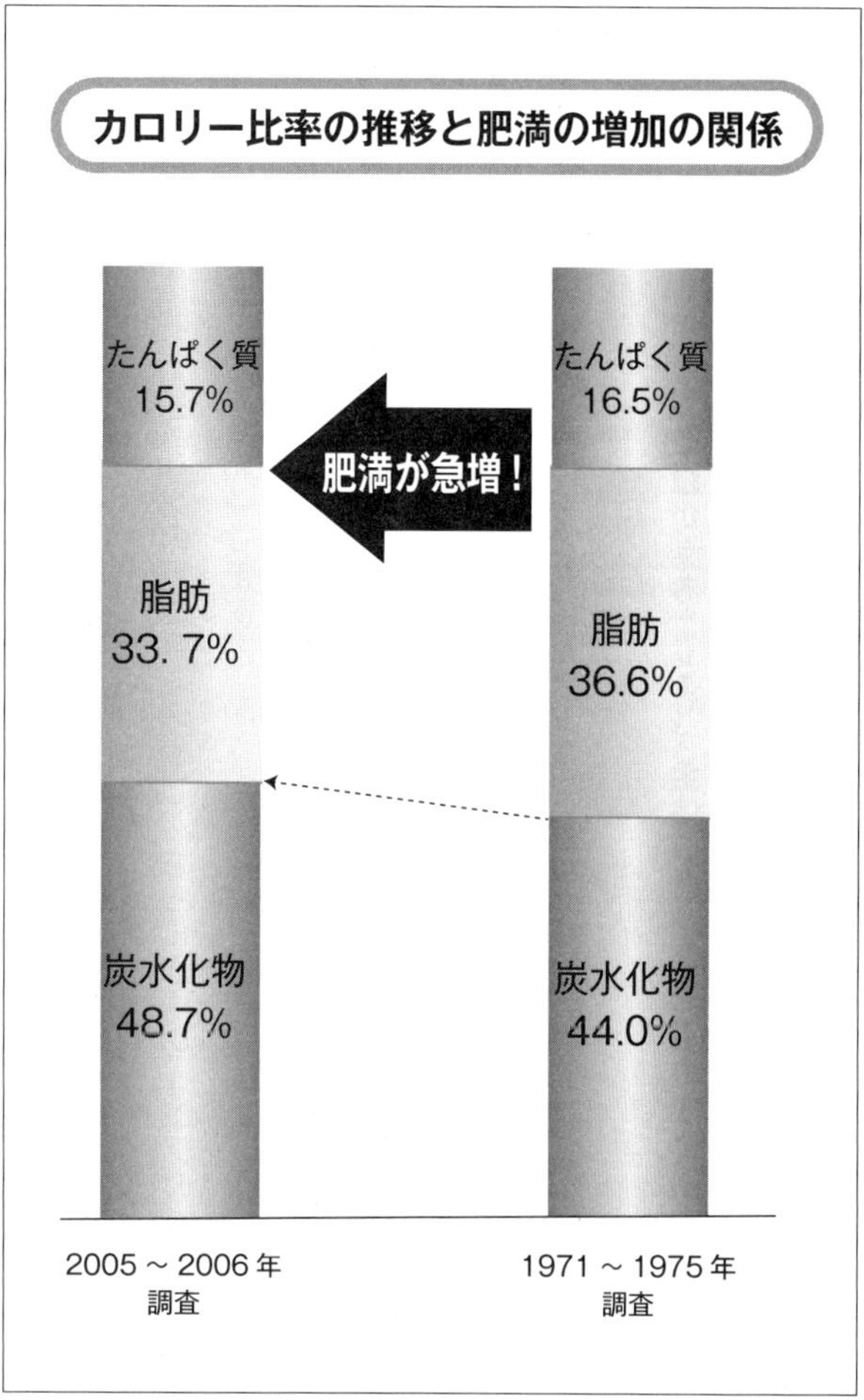
カロリー比率の推移と肥満の増加の関係
たんぱく質
15.7%
脂肪
33. 7%
炭水化物
48.7%
肥満が急増！
たんぱく質
16.5%
脂肪
36.6%
炭水化物
44.0%
2005 ～ 2006 年
調査
1971 ～ 1975 年
調査

よって体脂肪が増えると、当然インスリンの働きが低下します。

つまり、体脂肪が増えると「インスリン抵抗性」が高まり、インスリンの効き目が弱くなるので、体はインスリンの分泌量を増やし、さらに血中のインスリン濃度が高くなるという悪循環を引き起こします。

この症状を「高インスリン血症」といいますが、**メタボリック症候群や糖尿病はもちろんのこと、がんや動脈硬化の発症リスクも高くなる**ことが、多くの研究で確認されています。

さらに糖質が脳内報酬系を活性化させて、快感を生んでしまうので、**体が次から次へと糖質を求め、食事の量そのものも増加**してしまうのです。

また、**たんぱく質の摂取量が減ることも、全体の食事量を増やす**結果をまねきます。たんぱく質は、体の細胞や組織をつくる材料として、人体にとって最も優先順位が高い栄養素です。つまり、糖質の割合が増えることで、食品中のたんぱく質の含有量が減ると、私たちはそれだけ多くの食事を摂らなければなりません。

摂食量が増えれば、当然摂取カロリーも増え、ますます肥満になります。

食事中の**たんぱく質の含有量が１・５％低下するだけで、摂取カロリーが14％も上昇**するという試算も報告されています。

肥満になりやすい欧米人と糖尿病になりやすい日本人

インスリンは、余ったエネルギーを脂肪に変えて蓄える作用があります。

欧米人はインスリンを分泌する能力が高い人種なので、糖質の摂取が増えると肥満を起こしやすい体質をもっています。

比較して、**日本人はインスリンを分泌する能力が低い**ので、高糖質食でも肥満になりにくいのですが、その代わりに糖尿病になりやすい体質をもっています。

実際に日本人は、欧米人に比べると肥満は非常に少ないのですが、糖質の摂取量が増加するにしたがい、糖尿病が増加している傾向にあります。

この傾向は、穀物の精製技術が進歩したことで、糖質の吸収を遅らせたり、防いだりする効果のある食物繊維が食品からとり除かれ、精製された糖質や砂糖の摂取量が増えるにしたがって顕著になりつつあります。

また、機械の発達によって労力を使わなくなり、暖房や衣服の発達によって、寒い時期でも体の熱産生を高める必要がなくなり、摂取した糖質はますます消費されなくなっています。

「ケトン体食事法」は脂肪を食べるのにやせる!

以前、ダイエットといえば、摂取する総カロリーを少なく抑える「カロリー制限」が一般的でした。

一般の食事におけるカロリーの比率割合は、糖質が60%程度、脂肪とたんぱく質がそれぞれ20％程度といわれていますが、カロリー制限の場合は、特に食事の栄養素の比率は変えずに、単純に総カロリーだけを減らします。このダイエットで失敗する人が多いのは、本章の冒頭でお話した通りです。

最近、流行しているのは「糖質制限」によるダイエットです。

カロリー制限食よりも、低糖質食を中心とした食生活をする糖質制限のほうが、減量効果が高いことは、すでに多くの臨床試験であきらかにされています。

同じ摂取カロリーであっても、糖質摂取が少ない食事ほど、より体脂肪量を減らす効果が高くなる理由は、インスリン分泌の違いにあります。

糖質を摂取するとインスリンが分泌されますが、**インスリンは脂肪の燃焼を抑制し、脂肪の合成を促進**してしまいます。つまり、いくら摂取カロリーを減らしても、**糖質を十分に摂ってしまうとインスリンの分泌が増加し、体脂肪を減らす効果は弱くなる**のです。

ダイエット効果を大きくする最大のポイントは、糖質摂取を極力抑えて、このインスリン分泌を減らすことだといえます。

ところが、この糖質制限よりも「ケトン体食事法」のほうが、さらに高い減量効果を得られることが、最近の研究でわかってきました。

ケトン体食事法の場合は、糖質制限の効果に加えて、ケトン体自体の働きによって、さまざまな減量効果を期待できます。

ケトン体食事法では「低糖質＋高脂肪」の食事を摂ります。

しかし、多くの食品にカロリー表記があることもあり、どうしても多くの人が、糖質よりも脂肪のほうが肥満になりやすいと考えがちです。

その結果、ダイエットを実践するときには、糖質のことをほとんど考えずに、少しでも脂肪の少ない食事を選ぼうとしてしまいます。

確かに糖質を多く摂る食生活をしているときに、さらに脂肪の多い食品を摂れば、肥満になりやすくなります。

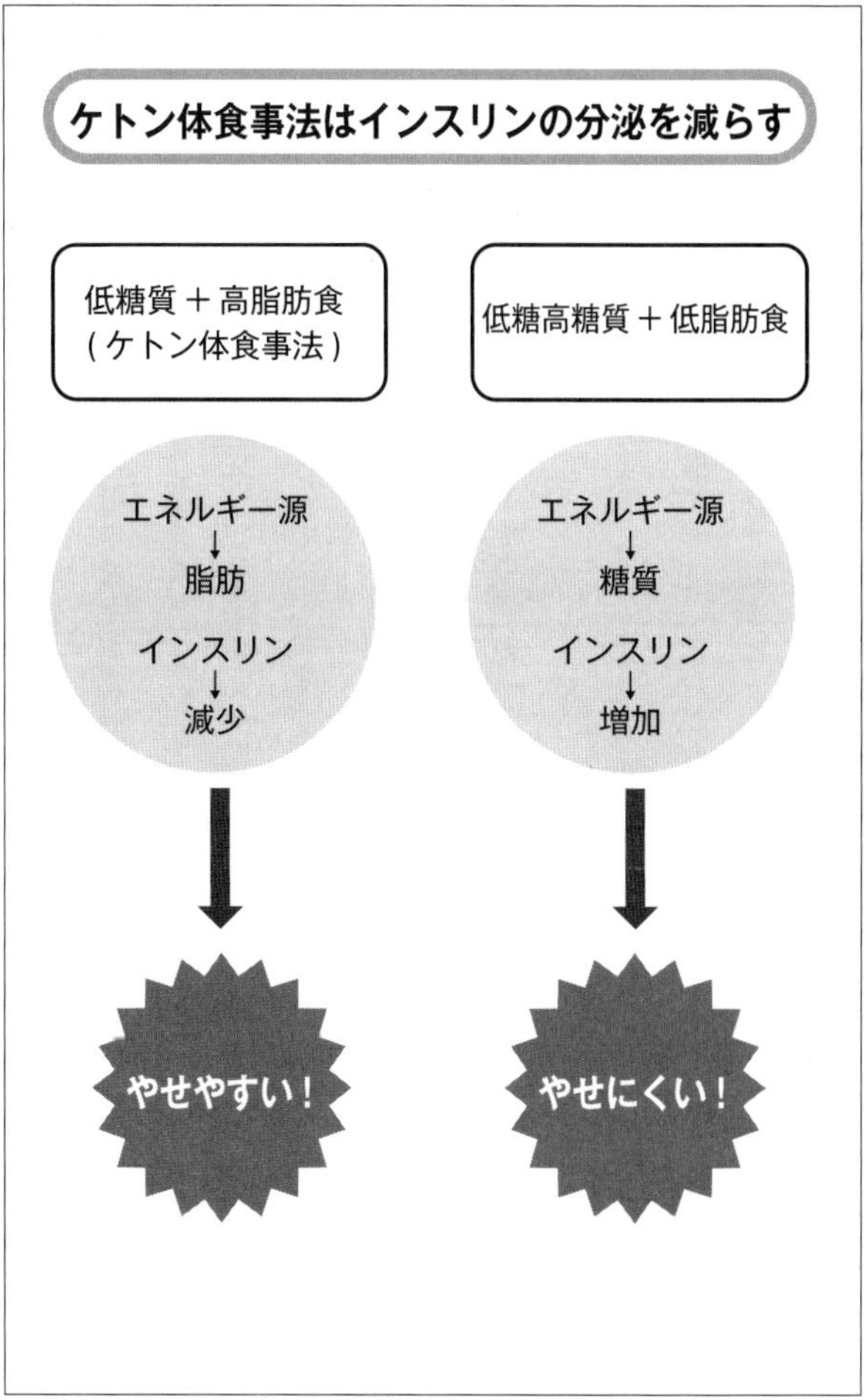
ケトン体食事法はインスリンの分泌を減らす
低糖質＋高脂肪食
(ケトン体食事法)
低糖高糖質＋低脂肪食
エネルギー源
↓
脂肪
インスリン
↓
減少
エネルギー源
↓
糖質
インスリン
↓
増加
やせやすい！
やせにくい！

しかし、糖質の摂取量が少ない食事を摂っていれば、脂肪の摂取量が多くなっても、肥満にはなりません。「低糖質＋高脂肪」の食事は、同じカロリーであっても「高糖質＋低脂肪」の食事よりも太りにくいのです。

その理由は、糖質はインスリン分泌を促進しますが、脂肪はインスリン分泌を高めないからです。ただし、第3章で述べますが脂肪の質と摂取割合については、注意が必要です。

私が実践したケトン体食事法ダイエットのルール

本書の冒頭でもお話ししましたが、ケトン食によるダイエットは、私自身も実践し、その効果を確認しています。ここで私の体重増加歴をお話すると、身長163センチメートルですが30歳を超えた頃から、いつも体重は65キロをオーバーしていて、50歳を超える頃からはさらに中年太りが進んでしまい、70キロ前後になることもありました。

肥満を解消するために、食事のカロリーと脂肪を減らす努力をしつつ、運動量を増やしたり、ダイエット効果があるというサプリメントを服用してみたり、さまざまな減量を何度も試みました。

しかし、一時的に2~4キロ程度の体重は減らせても、おいしいものが食べられず、食事量も少ないカロリー制限を長期間継続するのは困難で、すぐに禁を破ってしまい、リバウンドしてしまいました。

このようにダイエットに失敗し続けていた私ですが、ケトン体食事法に出会って、実践してみると、みるみる体重が減っていき、苦しい空腹感を味わうこともなく、たった3カ月間で11キロも減量することができました。

私が実践したルールは、たったのふたつだけです。

ひとつ目は、**糖質の摂取量を1日20グラム以下**にすることです。

ふたつ目は、ココナッツオイルなどに含まれる**「中鎖脂肪酸トリグリセリド（MCTオイル）」を多めに摂取する**ことです。

このルールのもと2012年の夏頃からはじめてみたのですが、68キロあった体重が3カ月で57キロまで落ち、体脂肪率も27％から14％に劇的に減少しました。ウエストサイズは8センチ細くなり、BMIも25・6から21・5に減りましたが、筋肉量は、減るどころか逆に増加したのです。目標にしていた10キロ減を達成したあとは、1日の糖質摂取量を50グラム以下の制限まで緩和し、マイルドなケトン体食事法を実施し、体重と体型を維持しています。

その後は、リバウンドすることもまったくありません。

余分な体脂肪が減り、筋肉量は維持されているので、体調はもちろん、運動などの持久力も極めてよくなりました。

実は、私がケトン体食事法と出会ったきっかけは、ダイエット方法を探していたからではなく私の専門分野であるがんに関する研究論文を読んでいたときに、**食事の糖質を減らすとがん細胞の増殖が抑制**されて、さらに**血中のケトン体が増えるとがん細胞が死滅する**という記述を目にしたからです。

そもそもケトン体食事法はてんかんの治療法として開発され、その後に**アルツハイマー病などの神経変性疾患やメタボリック症候群、糖尿病やがんの治療**など、次々にその効果が認められて、近年注目されるようになりました。

専門のがん治療において、不幸にも万策が尽き、治療法がなくなってしまった進行がんの患者さんに、このケトン体食事法を紹介できたら……と思い、まず自分で実践してみたのがはじまりです。

その結果、このような顕著なダイエット効果を経験できたのです。

ケトン体食事法は体脂肪を減少させ、筋肉量を増やす

ケトン体食事法でのダイエットが、体脂肪を減らす一方、筋肉を増やすことを示すデータがあります。

ある実験では、肥満の人を対象に3つのグループに分けて、摂取カロリーを1日1790キロカロリー、摂取たんぱく質量を1日115グラムと同じ条件にした上で、摂取する糖質量のみ、それぞれ1日30グラム、60グラム、104グラムと差をつけた食事を一定期間食べ続けて、その減量効果を比較した研究があります。

この研究では、摂取カロリーをそろえるために、糖質摂取量の差分は脂肪の量で調整しています。

9週間後の検査結果では、体重減少はそれぞれ16・2キロ、12・8キロ、11・9キロ減となり、減少した体重のうち、体脂肪が減少した割合は95％、84％、75％でし

ケトン体食事法で体脂肪は減少する

共通条件 ▶ 1日1790キロカロリー＆
たんぱく質量115グラム

異なる条件 ▶ 1日の糖質摂取量を以下の通りに変化をつける
(糖質摂取量の違いによるカロリー差分は
脂肪の量で調整する)

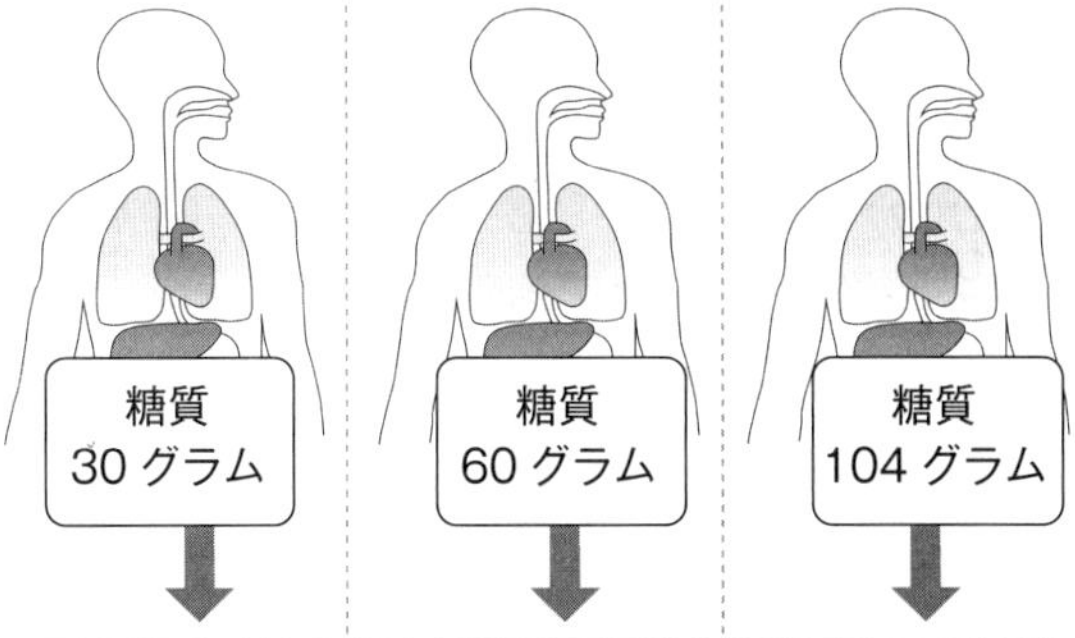

0週間後に減量した体重

16.2キロ減 ＞ 12.8キロ減 ＞ 11.9キロ減

減量した体重のうちの体脂肪減少率

95% ＞ 84% ＞ 75%

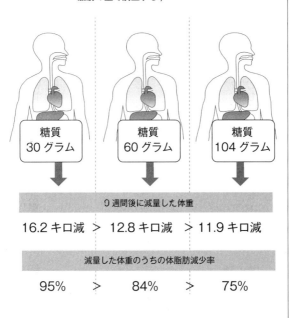

た。

つまり、このデータは、摂取カロリーは同じでも、**糖質摂取量が少ないほど、体脂肪の減少効果が高くなる**ということを示しています。


次に、筋肉量の増加を示すデータです。

標準体重の2倍以上という、病的な肥満状態にある12〜15歳の6人の患者を対象に、超低糖質のケトン体食事法を8週間実施した臨床試験の結果では、体重は平均15・4キロ減少した反面、「除脂肪体重」は1・4キロ増加したというデータがあります。

除脂肪体重とは、文字通り、体脂肪を除いた筋肉や骨、内臓などの総量のことですが、一般には筋肉量を意味します。つまり、この研究結果は、ケトン体食事法によって**体脂肪が顕著に減少しても、筋肉量はむしろ増加する**ことを示しています。

たとえ体重が減っても、それが体脂肪だけでなく、**筋肉量も減ってしまうようなダイエットであれば、健康にはマイナス**です。

ケトン体食事法によるダイエットは、**筋肉や骨の量は減らさずに体脂肪だけを落とせるので、安全で健康的**な減量をおこなうことができるのです。

ケトン体は空腹感を抑えて、消費エネルギーを増やす

糖質の多い食事では、食事全体の摂取量が増加してしまうので、摂取カロリーが増えやすくなりますが、逆にたんぱく質の多い食事は、満腹感を得られやすく、食事の摂取量を楽に減らすことができます。

ここでも、ケトン体が活躍しているのです。

ケトン体に含まれる「β-ヒドロキシ酪酸」という物質には、食欲を低下させる効果があることが報告されています。つまり、ケトン体食事法をおこなうと食事の量が減り、摂取カロリーは自然に低下します。

また、空腹時には食欲を高める働きをする「グレリン」の分泌が増えるのですが、ケトン体はこのグレリンの産生を抑制するという報告があります。

グレリンは、胃から分泌されるホルモンで、脳下垂体というところに働きかけて、成長ホルモンの分泌を促進し、それが視床下部に作用して、食欲を増進する作用があります。

このグレリンの血中濃度は、絶食時に上昇し、摂食時に低下しますが、糖質量を抑えたケトン体食事法をおこなっていれば、絶食状態のときに生み出される**ケトン体がグレリンの上昇を抑制するので、食欲を抑える**というメカニズムです。

この作用によって、食事による摂取カロリーは減少しても、つらい空腹感はほとんどなく、体を動かすエネルギーは体脂肪の燃焼によって生み出されるので、**運動時の持久力や身体能力は低下しない**のです。

もちろん、肝臓で糖新生されることで、必要なブドウ糖はしっかり生成され、**血糖値は正常範囲の低値で維持される**ので、低血糖にもなりません。

また、**糖新生するためのエネルギー量として、1日400〜600キロカロリーほど消費されることから、基礎代謝が大幅に向上**します。

これらの効果を踏まえれば、単純なカロリー制限によるダイエットよりも、ケトン体食事法のほうが減量しやすく、健康面にもよいことがおわかりいただけると思います。

＋「地中海料理」で効果がアップ

私は、ケトン体食事法の安全性と効果をさらに高めるために、地中海料理を採り入れることをおすすめしています。

地中海料理とは、ギリシャ、イタリア、ポルトガル、スペインなどの南欧諸国や北アフリカ地域の地中海沿岸で日常食べられている料理のことで、野菜や果物、豆類や魚介類を食材に、オリーブオイルを多く使うのが特徴です。

また、適量の赤ワインをよく飲むことも特徴的です。

近年、医学的な研究対象にもされていて、魚介類、ナッツ、全粒穀物、野菜、果物を豊富に含む地中海料理を食べている子どもたちは、そうでない子どもたちに比べて、**肥満になる確率が15％も低くなる**というデータも報告されています。

また、大人の**循環器疾患やがんに対する予防**にも、優れた効果を発揮することも多くの臨床試験で証明されていますし、この地域の人たちは、**心臓病による死亡率が低い**とも報告されています。さらに、**アルツハイマー病などの神経変性疾患のリスクも減少**させるという研究結果も出ています。

ひとつ問題があるとすれば、この地中海料理には、パスタや穀物などの糖質を多く含む料理も少なくないということです。この点さえ改善すれば、まさに理想的な食生活スタイルであるといえそうです。

実際、**糖質を極端に減らした地中海料理は、肥満やメタボリック症候群を顕著に改善**する結果が報告されています。

例をあげれば、ＢＭＩが25以上の肥満の人１０６人を対象に、糖質を極端に減らした地中海料理を６週間食べ続けるという、イタリアのパドヴァ大学の研究者によるレポートがあります。この検査結果では、平均して体重は約６キロ、体脂肪率は約６％、腹囲は約10センチの減少が認められました。

さらに、中性脂肪やコレステロール、血糖値なども顕著に改善しました。

つまり、地中海料理をベースにしたケトン体食事法は、**体重を減らし、心血管リスクを軽減、お腹もスマートにする**効果が認められたのです。

地中海料理の食材選びを加味すれば、ケトン体食事法はさらにパワーアップします。

DHAとEPAがケトン体食事法の健康効果をアップする

魚油に多く含まれる**ドコサヘキサエン酸（DHA）やエイコサペンタエン酸（EPA）**などの「オメガ3系多価不飽和脂肪酸」には、**炎症やアレルギーを抑え、血栓の形成や動脈硬化、がん細胞の発育を抑える**作用があることが知られています。

DHAやEPAには**抗酸化作用があり、抗炎症作用やがん予防、心血管保護や脳神経系保護**など、大変多くの健康効果を発揮します。

また、ケトン体に含まれるβ-ヒドロキシ酪酸にも、抗酸化作用や抗炎症作用があることが報告されています。

つまり、ケトン体食事法に合わせて、DHAとEPAの摂取を増やせば、さらに健康効果を高めることが期待できます。

「地中海料理+ケトン体食事法」がダイエット効果を向上させ、健康面にも好影響を与える根拠には、このDHAとEPAの摂取量の増加があります。

ある研究では、DHAとEPAを増やしたケトン体食事法では、善玉ホルモンのように働く「アディポネクチン」というたんぱく質の血中濃度が増えることもあきらかになっています。このアディポネクチンは、肝臓や筋肉細胞に作用して、**インスリン抵抗性を改善し、動脈硬化や糖尿病を防ぐ**効果があります。

ダイエットが目的なら総摂取カロリーは増やさない

ケトン体食事法は、もともとてんかんなどの病気治療のため利用されてきました。ですので、病気治療が目的の場合とダイエットが目的の場合とでは、同じケトン体食事法といえども方法が少し異なることをお話ししておきます。

てんかんやアルツハイマー病、がんの治療の際に実施されるケトン体食事法の場合は、摂取カロリーを減らさないように注意しますので、糖質の摂取量を減らした分のカロリーを脂肪で補います。

そのため、食事スタイルは「低糖質＋高脂肪食」にしながら摂取カロリーをキープする、ということになります。

しかしダイエットを目的とする場合は、消費カロリーを上回るほどに食事からの脂肪摂取を増やす必要はありません。食事の総摂取カロリーは消費カロリーを超えないようにしながら、糖質を減らし、脂肪摂取の割合を上げるということになります。

さて、空腹感を抑制し、消費エネルギーを増やすケトン体食事法によるダイエット効果の高さがおわかりいただけたかと思います。いよいよ次章からは、その実践方法について具体的に紹介していきましょう。

第3章

やせる！「ケトン体食事法」の実践法

「ケトン体食事法」ふたつの基本ルール

ルール①「低糖質＋高脂肪」の食事を摂る！

ダイエット効果を上げるコツは？

食事の総カロリー量を減らせば、さらにダイエット効果が上がり、スピードアップ！

最初の２日間を絶食すると効果大？

ケトン体が出はじめるまで、約２日間かかるので、それまで絶食気味にすると、さらにGOOD！

体重を減らす必要のない人は？

糖質だけをカットして、たんぱく質はもちろん、良質の脂肪、油をしっかり摂ろう！

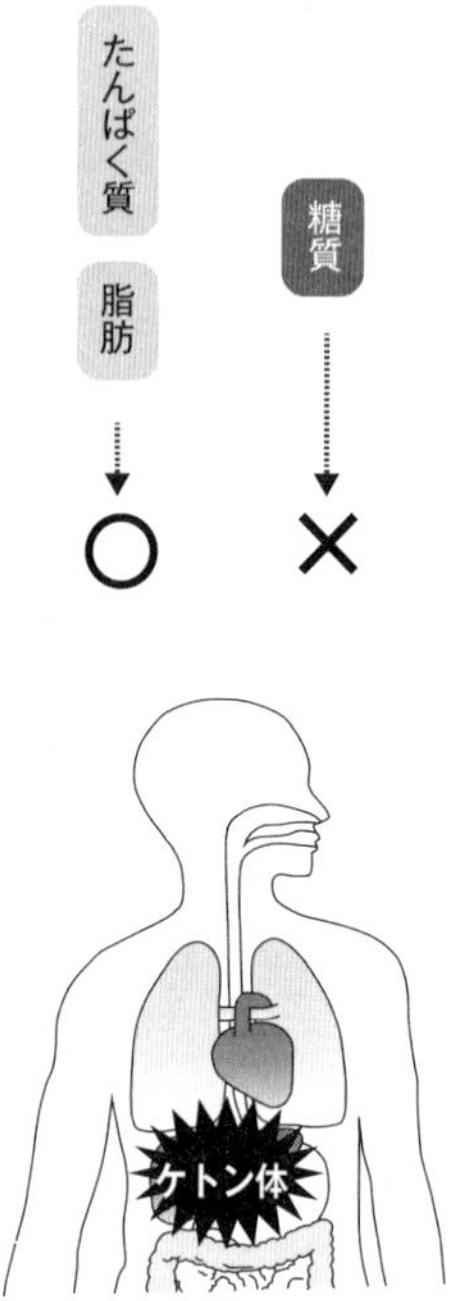

※詳しくは94ページから解説していきます。

ルール② 中鎖脂肪酸やオメガ３系などのよい油を摂る！

**おすすめは、
ココナッツやオリーブ、オメガ３系のオイル！**

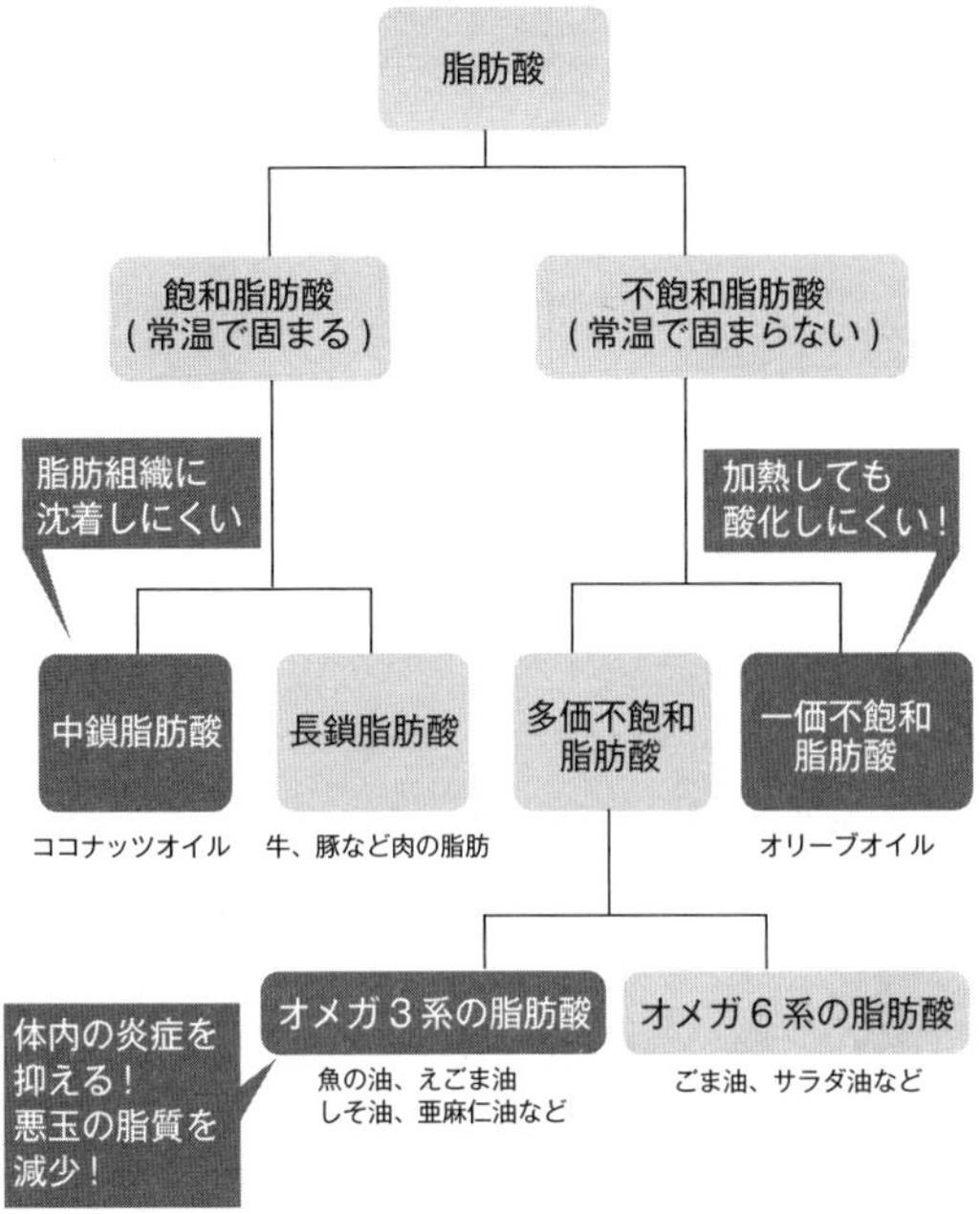

ラクラク効果をUP!「ケトン体食事法」の実践モデルケース

1~2日目

エネルギーを生み出す燃料が糖から脂肪へ移行する!

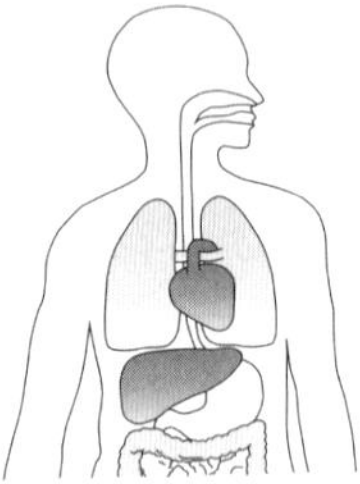

3日目~目的達成まで

肝臓で糖新生が起こり、ケトン体が生み出されはじめる!

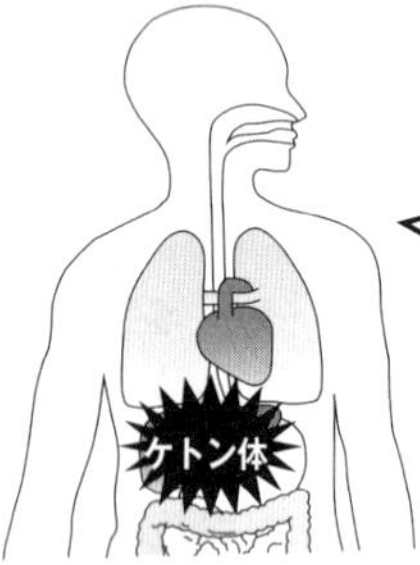

目的達成後~

ケトン体がつくられ続けることで、全身で健康効果を発揮する!

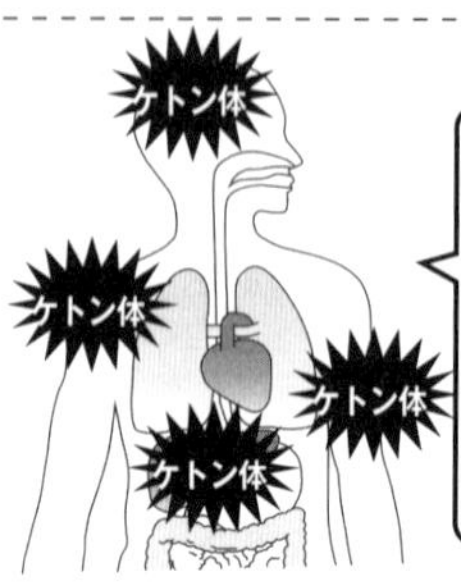

①水分摂取のみで絶食がベター！
糖質の代謝を断ち、いち早く脂肪を燃焼、ケトン体を生み出すためには、はじめの２日間は絶食するとよいでしょう。

②一時的なエネルギー不足に注意！
エネルギーを生み出す燃料が糖から脂肪に変わるまで、一時的にエネルギーが不足して、機怠感や体力低下が出ます。脂肪の燃焼がはじまれば、もと通り元気に！

③週末にはじめると楽に過ごせる？
倦怠感や体力低下が出ても、インドアでゴロゴロ過ごせば楽に過ごせます。また、血行促進やデトックス効果のあるジンジャーティーを飲んだり、漢方の桂枝茯苓丸（けいしぶくりょうがん）を服用したり、体力を向上させる高麗人参を利用するのも◎。

---

①糖質を 10% 以下に減らそう！
カロリー摂取比率を、糖質は 10% 以下、たんぱく質は 15~25%、脂肪は 65~75% を目標にしましょう。
１日の糖質摂取量は 40 グラム以下を目標に、１回の食事で糖質が 20 グラムを超えないように注意。

②たんぱく質を意識的に摂ろう！
目安は、体重１キロ当たり１日１～３グラムです。体重 60 キロの人であれば、90～150 グラム程度となります。

③体にやさしい脂肪をしっかり摂る！
ココナッツオイルやオリーブオイル、オメガ３系オイルや MCT オイルを中心にしてください。肉類の動物性脂肪は、摂り過ぎに注意！

④ダイエットなら総カロリーを抑える
ダイエット効果を高めたいときは、総エネルギー量を抑えるとやせるスピードがアップします。

---

①糖質制限をやや緩和しても OK!
１日の糖質摂取量を 50 グラム以下の制限まで緩和して、続けやすくマイルドなケトン体食事法を実施することで、体重と体型を維持しましょう。

②脂肪の摂り方には引き続き注意！
ココナッツオイルや MCT オイルなどの中鎖脂肪酸、オレイン酸が豊富なオリーブオイル、オメガ３系不飽和脂肪酸の魚油、亜麻仁油やえごま油を毎日しっかり摂り、がんや動脈硬化性疾患を予防改善しながら続けましょう。

③ケトン体が出ているかをチェック！
手軽な尿検査でケトン体が出ているかチェックできる試験紙、血糖値とともにケトン体の血中濃度を測れる測定器が市販されています。

福田式！ケトン体ダイエットの食事内容

まずはじめに、私が3カ月で11キロの減量に成功したケトン体食事法ではどんなものを食べていたのかをご紹介しましょう。

ケトン体食事法をはじめた頃は、脂ののった魚の刺身のほか、豆腐とアボカドにMCTオイルをたっぷりかけて毎日のように食べていました。はじめたころは特に、甘味がほしくて我慢できないこともあったので、きな粉に人工甘味料（アスパルテームなど）や天然のカロリーゼロの甘味料の羅漢果《らかんか》を混ぜて食後のデザートにしていました。

それぞれの食材のメリットについては、この後詳しく紹介しますが、日常的に食べているものは、脂ののった魚とその他の海産物（貝類、えび、たこ、いくら、なまこ、海草類など）、大豆製品（豆腐、納豆、豆乳、湯葉、おから、枝豆など）、ナッツ類（クルミ、ピスタチオ、アーモンド、ピーナッツ）、肉類、卵、乳製品（牛乳、チーズ、ヨーグルトなど）、葉もの野菜、きのこ類、こんにゃく、アボカド、中鎖脂肪酸中性脂肪（MCTオイル）、ココナッツオイル、亜麻仁油、オリーブオイルが主な食材です。魚や豆腐や野菜の鍋ものを取り分けた後、MCTオイルを加えたり、肉と卵と野菜の炒めものにMCTやオリーブオイルを加えたものもよく食べています。ダイエットに成功した今でも、ほとんど毎日、脂ののった魚の刺身とナッツ類や大豆製品もよく食べています。そして、穀物やいも類（コンニャク以外）や根菜類（にんじん、ごぼう、れんこんなど）や甘い果物や糖類の入った食品や飲料をほとんど食べないという食事を基本にしています。お酒はかなり飲みますが、焼酎やウイスキーや糖質フリーの発泡酒が主体です。

私がすすめるケトン体食事法では、**糖質からのカロリー摂取比率を10％以下に減らし、たんぱく質が15～25％、脂肪が65～75％を占めることを目標に**します。

たんぱく質はエネルギー源としてより、細胞を構成する成分や酵素などの材料として使われます。ケトン食の場合は糖質摂取を減らすので、たんぱく質をやや多めに、1日で体重1キロ当たり1〜3グラム程度に設定します。

脂肪は、細胞膜や神経組織などの構成成分の材料として必要ですが、摂り過ぎると動脈硬化やがんを促進することから、一般的には摂取量を総エネルギー量の20〜30％程度に抑えるのが望ましいといわれています。しかし、脂肪の摂り過ぎが健康に悪いのは、合わせて糖質を多く摂取している場合か、あるいは動物性の飽和脂肪酸やオメガ6系不飽和脂肪酸を多く含む、一部の植物油などを摂取している場合に限定されます。

糖質の摂取量を減らした場合は、脂肪を豊富に摂取したとしても、がんや動脈硬化を促進することはありません。

むしろオレイン酸を含むオリーブオイル、オメガ3系不飽和脂肪酸のEPAやDH

Ａを含む魚油、α－リノレン酸を含む亜麻仁油やえごま油などをたっぷり摂取すれば、**がんや動脈硬化性疾患を予防改善できる**ことがあきらかになっています。

また、ココナッツオイルやＭＣＴオイルに多く含まれる中鎖脂肪酸は脂肪組織への沈着が少なく、すぐにエネルギー源として代謝されるので、肥満になりにくい脂肪です。

食物繊維はたっぷり摂ろう！

炭水化物は、代謝されてエネルギー源となる「糖質」と人間の消化酵素では消化できない「食物繊維」に分けられます。

ケトン体食事法において、摂取制限すべきものは糖質だけであり、食物繊維はたくさん摂取しても問題ありません。

食物繊維は、消化器官で分解されず、その多くは体外に排出されます。

水溶性食物繊維は腸内細菌によって発酵されて、体に有益な有機酸（乳酸や酪酸など）を生み出します。さらに腸内の乳酸菌を増やして、腸内環境をよくするなど、さまざまな健康効果がありますので、積極的に摂るようにしてください。

食物繊維の摂取量が少ないと、便秘の原因にもなります。

ケトン体食事法では糖質が少なく、食物繊維が豊富なきのこ類や海草類、こんにゃく、おからなどを積極的に食べるようにしましょう。

食物繊維が豊富でも、糖質が圧倒的に多い、いも類や根菜類などは、なるべく食べないようにしてください。

主食は食べないほうがよい！

ケトン食の基本は、糖質を極力省くことです。**1日の糖質摂取量は40グラム以下を**

注意したい糖質の多い食べもの

食品名	炭水化物		たんぱく質	脂質
	糖質	食物繊維		
食パン	44.4	2.3	9.3	4.4
うどん	20.8	0.8	2.6	0.4
そうめん	24.9	0.9	3.5	0.4
玄米ごはん	34.2	1.4	2.8	1
白米ごはん	36.8	0.3	2.5	0.3
ビーフン	79	0.9	7	1.6
もち	49.5	0.8	4.2	0.8
そば	24	2	4.8	1
ポップコーン	50.3	9.3	10.2	22.8
カステラ	62.6	0.6	6.2	4.6
大福もち	50.3	2.5	4.8	0.5
もなか	62.5	3.1	4.8	0.4
かりんとう	74.5	1.7	7.4	11.8
塩せんべい	82.3	0.8	7.8	1
あられ	82.9	1.3	7.9	1.4
あんパン	47.5	2.7	7.9	5.3
シュークリーム	22.1	0.2	8.4	13.6
ポテトチップス	50.5	4.2	4.7	35.2
キャラメル	77.9	0	4	11.7
焼きいも	36.5	3.5	1.4	0.2
蒸かしじゃがいも	17.9	1.8	1.5	0.1
フライドポテト	29.3	3.1	2.9	27.4

100グラム中に含まれる分量(単位はグラム)
「五訂日本食品標準成分表」より作成

目標にするとよいでしょう。

また、**1回の食事につき、糖質が20グラムを超えないように注意**します。慣れてくれば、さらに糖質を減らしても問題ありません。

糖質摂取量が摂取カロリーの5～10％（1日25～50グラム程度）であれば、インスリン分泌はほとんど起こりません。もし**食事の糖質が20％を超えれば、肥満を引き起こすのに十分な量のインスリンが分泌**されてしまいますので、気をつけてください。

前ページの表のように、ごはんやパン、麺類やいも類は、糖質が大変多いので極力摂らないようにします。この他にも、果糖の多い果物も避けましょう。果糖は、体内でブドウ糖に変換されるだけでなく、中性脂肪の合成も増やします。

主食は、必ずしも食べなくてはならないものではありません。

もし、糖質の多い炭水化物を食べる場合は、**玄米や全粒粉小麦など、精製度の低いものを少量食べる**ようにしましょう。

ごはん茶碗1杯分の白米ごはん（約150グラム）には、約50グラムの糖質が含まれます。コンビニエンスストアのおにぎり1個で約30グラム、食パン1枚で約20グラムの糖質が含まれています。

つまり、基本的には糖質の多いごはんやパン、麺類やいも類は食べないようにすることが、ケトン体食事法でのダイエットを成功させるポイントといえます。

覚えておきたい「グリセミック指数」と「ブドウ糖負荷」

「グリセミック指数」とは、その食品がどれほど血糖値を上げやすいかを示す指標で、「GI値」などとも呼ばれます。

食品中に含まれる炭水化物が消化されて、糖質がブドウ糖に変化する速さを、ブドウ糖そのものを摂取した場合を100として相対値で表します。

GI値が高い食品は、食後の血糖値の上昇が大きいため、インスリンの分泌量が多くなり、GI値が低い食品は、血糖値の上昇が小さいので、インスリンの分泌も少なくて済みます。

また、「ブドウ糖負荷（グリセミック負荷）」とは「（GI値÷100）×糖質の量」という式によって算出されます。これはある食品を100グラム食べたときの血糖上昇の程度が、ブドウ糖を何グラム食べたときの血糖上昇に相当するかを示す数値です。

つまり、血糖値に対する食品の影響は、この食品中に含まれる糖質のGI値とブドウ糖負荷によって表されます。

白米ごはんに含まれるデンプンは、ブドウ糖に分解され、小腸からすみやかに吸収されるため、グリセミック指数は極めて高くなります。比較して、玄米は食物繊維が多いため、消化スピードが遅く、グリセミック指数は低くなります。

つまり、同じ量の糖質を食べたとしても、**玄米ごはんのブドウ糖負荷は、白米のごはんの半分以下**になります。

ベークド・ポテトやマッシュポテトのように、柔らかく焼いたじゃがいものデンプンは、口に入る前から既に、ブドウ糖の小さな結合であるデキストリンに熱分解されていて、唾液の消化酵素に素早く分解されてしまいます。

食後すぐにブドウ糖として吸収されるので、ブドウ糖を直接摂取したのと同じくらいの血糖上昇効果をもっています。

もちろん精製された砂糖は、小腸からすぐに吸収されて血中に入ります。この反応は、極めて短時間で起こるため、**血糖値を急激に上昇させ、インスリンの分泌を促進**します。

もちろん、食べる量によってもその影響は関係しますので、いくらグリセミック指数が低い食品であっても、大量に摂取すればインスリンの分泌量は増えます。

つまり、玄米ごはんであっても、たくさん食べればインスリンの分泌が増えます。


健康のために飲んでいる人も多い、野菜ジュースにも注意が必要です。

にんじんジュースは、100グラム当たりのブドウ糖負荷は4程度ですが、これを1リットル飲むと当然ブドウ糖負荷も40に増えます。

これは、砂糖60グラムを摂取したときと同じ数値になります。

にんじんジュースはカロテノイドを豊富に摂取できるので、健康によい影響も与えますが、ケトン体食事法の観点から考えると、どうしてもブドウ糖負荷が高い点が気になります。

野菜ジュースというと「体によい」というイメージが先立ちますが、毎日飲むのであれば、糖質の少ない野菜を主体にしたものを選ぶべきでしょう。

注意したいグリセミック指数と ブドウ糖負荷の高い食べもの

食品	グリセミック指数	糖質	100g当たりのブドウ糖負荷
せんべい	91	83	76
白米ごはん	89	32	28
ベークド・ポテト	85	20	17
マッシュポテト	85	14	12
もち	82	83	68
おにぎり	80	35	28
ドーナツ	76	48	36
ポップコーン	72	55	40
食パン（精白した小麦粉を使用）	71	47	33
ビスケット	70	63	44
砂糖	68	100	68
うどん	62	27	17
蜂蜜	61	79	48
アイスクリーム	61	26	16
パイナップル	59	10	6
玄米ごはん	55	22	12
ポテトチップス	54	42	23
バナナ	52	20	10.4
オレンジジュース	52	9.2	4.8

食品	グリセミック指数	糖質	100g当たりのブドウ糖負荷
全粒粉パン	51	45	23
蒸かしたじゃがいも	50	19	9.5
ゆでたマカロニ	47	27	13
にんじん	47	7.5	3.5
スポンジケーキ	46	57	26
ぶどう	46	15	6.9
にんじんジュース	43	9.2	4
もも	42	10	4.2
りんごジュース	40	11.2	4.5
スパゲティ	38	27	10
りんごジュース	38	12.5	4.75
トマトジュース	38	3.6	1.4
なし	38	9.2	3.5
ヨーグルト	36	4.5	1.6
豆乳	32	9.2	2.9
牛乳	27	4.8	1.3
グレープフルーツ	25	10	2.5
カシューナッツ	22	26	5.7
ピーナッツ	14	12	1.7

糖質は100グラム中に含まれる分量（単位はグラム）

「International table of glycemic index and glycemic load values: 2002 (Am J Clin Nutr 76(1):5-56, 2002)」より抜粋

たんぱく質は積極的に摂ろう!

たんぱく質は、もともと「アミノ酸」という基本的な物質が、複数結合したものです。

アミノ酸の種類は20種類あり、遺伝情報に基づいて、さまざまな組み合わせでたんぱく質をつくります。

私たちの体の中では、毎日およそ200分の1の細胞が壊れ、新しく生まれた細胞に置き換わっています。全細胞の中でも、**たんぱく質は絶えず壊れ、その寿命は数分から長くても数カ月で新しいものに入れ替わり**ます。組織や臓器を構成する細胞も、細胞内のたんぱく質は、常に新陳代謝をおこなっています。

壊れた細胞やたんぱく質は、細胞内で再びアミノ酸に分解され、その一部は新しいたんぱく質の合成に再利用されます。

ケトン体の一部は、アミノ酸からも産生されます。

ブドウ糖や脂肪酸が不足してエネルギー源がなくなると、体内のたんぱく質がアミノ酸に分解され、ブドウ糖やケトン体に変換されて、エネルギー源となって活用されるのです。

植物や微生物は、必要なアミノ酸をすべて体内でつくることができますが、人間を含めた動物は、いくつかのアミノ酸を自分で合成することができません。

このようなアミノ酸を「必須アミノ酸」と呼び、私たちは食べものから摂取しなければなりません。

つまり、新しい細胞をつくり出し、**生命活動を続けておこなうためには、食事からのアミノ酸の摂取が常に必要**となります。

食事からのたんぱく質が不足すると、新しい細胞をつくることができないため、免疫力が低下し、ダメージを受けた細胞の修復もできなくなります。

たんぱく質はいろいろな食べものから摂ろう！

たんぱく質は、肉類や魚介類、卵や乳製品、大豆製品など、いろいろな食品に幅広く含まれています。これらをバランスよく食べていれば、不足することはありません。

1日に必要なたんぱく質量は、通常の場合、体重1キロ当たり1グラム程度です。ケトン食では糖質の摂取を減らすので、その分たんぱく質の摂取量を増やすほうがよく、体重1キロ当たり1～3グラム程度を目安にします。

ただし、たんぱく質を代謝する腎臓や肝臓の機能が低下している場合には、たんぱく質の摂取を制限する必要があります。なぜなら、たんぱく質の摂り過ぎによって、尿酸値の上昇や尿の酸性化を招いて、尿酸結石を生じやすくする場合があるからです。

肉や魚には、100グラム当たり15~25グラム程度のたんぱく質が含まれます。納豆100グラムで16・6グラム、木綿豆腐100グラムで6・8グラム、卵1個で6・2グラムのたんぱく質が摂取できます。

これらのような食品をバランスよく食べて、たんぱく質を豊富に摂るのが基本です。

糖質制限の考え方には、「肉の脂肪をたくさん摂取しても問題ない」という意見がありますす。しかし、**がん予防の観点からいえば、動物性脂肪は減らしたほうがよい**というのが、私の考えです。

特にハムやベーコンなどの加工肉は、摂り過ぎに注意します。

その理由は、加工肉には発がん作用のある成分が含まれている可能性を否定できないからです。WHOの国際がん研究機関は、ハムやベーコンなどの加工肉を毎日50グラム食べ続けると、大腸がんの発生率を18%高めるという研究成果を発表しています。また、牛乳や乳製品に含まれるたんぱく質は、がん細胞の増殖を刺激する可能性が指摘されています。

総合的に考えると、理想的なたんぱく質源としては、**魚介類や鶏肉、大豆製品、卵などを中心にするのがよい**でしょう。

魚介類は、脂質が多いもののほうが健康増進に役立ちます。

それは魚の油に含まれるオメガ3系多価不飽和脂肪酸には、抗酸化作用や抗炎症作用、抗がん作用や動脈硬化抑制作用、認知機能改善効果など、さまざまな健康効果があるとわかっているからです。

ただし、高温での加熱は不飽和脂肪酸を酸化させるので、焼いたり、揚げたりする調理はなるべく避けます。生のまま食べる刺身か、もしくは煮付けがよいでしょう。

胃腸の消化機能や感染防御機構が低下している高齢者や病人については、肉や魚介類は加熱して、柔らかくする調理法をおすすめします。

必須アミノ酸とアミノ酸スコアを意識するとよい

食品から摂取したたんぱく質は、20種類のアミノ酸に分解され、体の中で再びたんぱく質に組み換えられます。人間の身体をつくっている20種類のアミノ酸のうち、11種類は体内で合成できる「非必須アミノ酸」で、残りの9種類は体内で合成できない「必須アミノ酸」です。

食品中のたんぱく質を動物性と植物性に分類して考えると、一般的に動物性たんぱく質には必須アミノ酸がそろって含まれていますが、植物性たんぱく質には必須アミノ酸が十分に含まれていないことが多いので、**動物性食品を食べないと必須アミノ酸が不足する**ことがあるので注意が必要です。

食品中の**たんぱく質の品質を評価する指数として、「アミノ酸スコア」**というものがあります。これは、**9種類の必須アミノ酸の含有量のバランスを点数化**したものです。

必須アミノ酸には理想的なバランスが決められていて、このアミノ酸パターンを基準にして、最も少ない比率でしか含まれないアミノ酸を「制限アミノ酸」と呼びますが、この制限アミノ酸の比率を「アミノ酸スコア（アミノ酸価）」と呼びます。

9種類の必須アミノ酸のうち、1種類でも不足していると他のアミノ酸も有効に活用されないため、アミノ酸スコアは0となってしまいます。

つまり、**必須アミノ酸のどれかひとつでも足りないと、その少ないアミノ酸量に応じたたんぱく質しかつくれない**ということです。

豚肉、牛肉、卵、かつお、まぐろ、大豆などのアミノ酸スコアは100で、すべての必須アミノ酸がバランスよく含まれています。

比較して、小麦やとうもろこしなどの植物性たんぱく質は、アミノ酸スコアが低いことが知られています。

脂肪の少ないたんぱく質の摂り過ぎには注意！

私がすすめるケトン体食事法の場合、糖質摂取比率を総摂取カロリーの10％以下にすると、残りの90％を脂質とたんぱく質で分担することになります。

その比率は、たんぱく質のカロリー比が30％以下、脂質が60％程度ということになります。

実は、たんぱく質の摂取量は、無制限に増やせない理由があります。

それは、**肝臓でたんぱく質を安全に代謝できる量には限界がある**からです。

肝臓で処理できる量を超えて、**大量のたんぱく質を摂取し過ぎると、血中の尿素やアンモニアの濃度が増えて、致命的に**なる場合もあります。「うさぎ飢餓」や「たんぱく質中毒」という言葉がありますが、うさぎの肉のように脂肪の少ない肉ばかりで、摂取カロリーの半分以上を摂ろうとするような食事を続けていると、数週間で死亡するといわれています。

つまり、**脂肪や炭水化物が極端に少ない高たんぱく質食は、危険**だということです。

その他にもいろいろな研究がありますが、**たんぱく質摂取量で安全なラインは、カロリー比率で35％以下、体重1キロ当たりで4グラム**あたりまでのようです。

体重60キロの人の場合、1日に240グラムのたんぱく質を摂るには、鶏肉、牛肉や豚肉の赤身などの脂身の少ない肉で約1キロにもなります。

安全なラインを考えれば、**たんぱく質のカロリー比は25～30％程度、体重1キロ当たり1～3グラム程度に抑えておくのがよい**といえます。

脂肪は「エネルギー源」と「必須脂肪酸の補給」のために摂る

3大栄養素である糖質、脂肪、たんぱく質が私たち人間のエネルギー源ですが、糖質とたんぱく質は1グラム当たり4キロカロリーのエネルギーを発生するのに対して、**脂肪は1グラム当たり9キロカロリーで、糖質やたんぱく質の2倍以上のエネルギーを発生**します。

さらに糖質と異なり、**脂肪はいくら摂取しても血糖を上昇させない**ため、インスリン分泌を引き起こさないメリットがあります。

インスリンが分泌されると動脈硬化や老化が促進され、がん細胞の増殖が刺激されます。つまり、常に**脂肪をエネルギー源とする生活習慣をおくれば、インスリンによる悪影響を避けることができる**のです。

「必須脂肪酸」とはリノール酸、α-リノレン酸、アラキドン酸のことをいい、必須アミノ酸と同様に体内で合成することができず、これらは**食物から摂取しなければならない脂肪酸**です。

このうちアラキドン酸は、リノール酸から生成されますが、十分な量の生成ができないため、同様に必須脂肪酸とされています。

また、魚油に含まれ、高脂血症や動脈硬化予防に効果があるEPAとDHAは、α-リノレン酸から体内で生成されますが、最近では必須脂肪酸に入れることもあります。その理由は、アラキドン酸と同様に、生体内で十分な量を合成できないために、食物から摂取する必要があるためです。

脂肪を多く摂取すると、動脈硬化や脂肪肝になると誤解されることが多いのですが、糖質の摂取が少ない条件であれば、その心配はありません。

また、動物性の飽和脂肪酸の摂取を減らし、オレイン酸の豊富な**オリーブオイル**、オメガ3系多価不飽和脂肪酸の豊富な**亜麻仁油やえごま油、魚油**などを増やせば、むしろ心血管疾患やがんを予防する効果が得られます。

ココナッツオイルなどの中鎖脂肪酸も、消化管から吸収後、すみやかに肝臓で分解されてエネルギーとなり、脂肪組織に沈着しにくいので、高脂肪食でも健康への心配はありません。

さらに、中鎖脂肪酸中性脂肪（中鎖脂肪）を使えば、ケトン体を容易に増やすことができます。摂取する脂肪の大部分を中鎖脂肪にするという食事も可能ですが、それ以外にも必須脂肪酸、ＥＰＡとＤＨＡのような生体機能に必要な脂肪酸の摂取は必要です。

大きな危険はありませんが、中鎖脂肪を大量に摂取し過ぎると、腹痛や下痢になることがありますので、摂り過ぎには注意してください。

脂肪のカロリー比を65％とすると、重量比では45％程度になります。

たとえば1日の摂取量を2000キロカロリーとすると、脂肪は65%の1300キロカロリーで145グラム、糖質は10%の200キロカロリーで50グラム、たんぱく質は25%の500キロカロリーで125グラムとなります。脂肪145グラムは、全体の45%というわけです。

良い油は良い身体をつくり、悪い油は悪い身体をつくる

脂肪はその種類によって、人体の生体機能に対する影響が異なります。

脂肪は代謝されてエネルギー源となるほか、分解されて生成した脂肪酸は、細胞膜などにとり込まれて細胞を構成します。

細胞の構成成分として使われる場合、その脂肪酸自体は変化せず、それぞれの構造や性質を保ったまま使われます。

つまり、細胞膜をつくるときに脂肪酸の違いは区別されず、手当たり次第にあるも

のを使用するのです。

その結果、**食事で摂った脂肪酸の種類によって、当然細胞の性質も変わる**ことになります。さらに、その細胞膜の脂肪酸からつくられる「プロスタグランジン」や「ロイコトリエン」などと呼ばれる化学伝達物質の種類も違ってきて、**炎症やアレルギー反応、発がん性にも影響する**ことがあきらかになっています。

つまり、**悪い油を摂れば悪い細胞や伝達物質ができ、良い油を摂れば良い細胞や伝達物質ができる**というわけです。

たとえば、リノール酸のような**オメガ6系不飽和脂肪酸を多く摂取すると、血栓ができやすくなり、アレルギー反応を増悪させ、がんの発生頻度を高める**ことになります。オメガ6系不飽和脂肪酸を多くとり込んだ**がん細胞は、増殖が早く、転移もしやすい性質をもつ**こともわかっています。

オメガ6系不飽和脂肪酸は、「リノール酸→γ-リノレン酸→アラキドン酸」のように代謝されていき、アラキドン酸からさまざまな重要な生理活性物質が合成されます。

これらのアラキドン酸の代謝産物は、炎症や細胞のがん化を促進したり、がん細胞の増殖を早める作用がありますが、ほかのさまざまな生理作用には必要であるため、多くの動物は食べものとして、リノール酸を摂取しなければ生存できません。

オメガ3系不飽和脂肪酸は、「α-リノレン酸→EPA→DHA」と代謝されていきます。このオメガ3系不飽和脂肪酸は、炎症やアレルギーを抑え、血栓の形成や動脈硬化、がん細胞の発育を抑える作用があります。

食物中の「α-リノレン酸：リノール酸」の比率において、**α-リノレン酸が占める割合を増やすと、血栓性疾患、脳梗塞および心筋梗塞、炎症、アレルギー、発がん、がんの転移、高血圧などの発症率が低下する**という報告があります。

青背の魚は生で食べるとよい

ＥＰＡやＤＨＡは、さんま、ぶり、はまち、いわし、さば、にしん、まぐろなどの「青背の魚」の脂肪に豊富に含まれています。

脂の多い魚であれば、可食部１００グラム当たり２～６グラムのオメガ３系多価不飽和脂肪酸である、ＥＰＡとＤＨＡを効率よく摂取できます。

これらの**不飽和脂肪酸は酸化されやすいので、新鮮な魚を生のまま、もしくは煮て食べるのが理想的**です。

フライや焼き魚にすると、ＥＰＡやＤＨＡを損失するだけでなく、高度不飽和脂肪酸が酸素と反応して過酸化脂質となり、**発がんを促進**することになります。

また、**焼き魚の焼け焦げは発がん物質になり、フライは揚げ油のリノール酸を魚が吸収してしまう**という問題もあります。

魚が苦手な人は、健康食品を利用するとよいでしょう。

EPAやDHAを補給するためのサプリメントは、一般的な健康食品として、薬局などで市販されています。

ただし、EPAやDHAを過剰に摂取すると、血液が固まる力を弱めるので、出血しやすくなる場合もあります。血小板が減少しやすい抗がん剤治療中や、出血の危険がある手術の前後などは、特に過剰な摂取に注意が必要です。

加熱調理はオリーブオイルがおすすめ

オリーブは地中海地域原産のモクセイ科の植物で、オリーブオイルはそのオリーブの果実から得られる植物油です。

オリーブオイルは、一価不飽和脂肪酸のオレイン酸を多く含んでいます。

魚に含まれる脂肪酸

食品	可食部100グラム当たりの量（ミリグラム）					オメガ3/オメガ6比
	脂肪酸総量	オメガ6系多価不飽和脂肪酸	オメガ3系多価不飽和脂肪酸	EPA	DHA	
あじ（まあじ）	2620	100	810	230	440	8.1
あなご	7610	210	1420	560	550	6.8
いさき	4570	180	1470	350	810	8.2
かたくちいわし	3790	300	2240	1100	770	7.5
まいわし	10450	420	3160	1200	1300	7.5
うなぎ	15450	390	2420	580	1100	6.2
かつお（秋獲）	4670	240	1570	400	970	6.5
かつお（春獲）	330	20	120	24	88	6
かます	6120	260	1500	340	940	5.8
子持ちがれい	4560	130	1510	800	380	11.6
かんぱち	3390	150	1070	190	730	7.1
ぎんだら	14320	210	1070	390	350	5.1
にじます	11580	530	2640	620	1400	5
さば	8820	310	1530	500	700	4.9
さわら	7700	600	1640	380	940	2.7
さんま	19250	530	3950	890	1700	7.5
たちうお	16960	420	3150	970	1400	7.5
にしん	12660	260	2130	880	770	8.2
ぶり	12710	370	3350	940	1700	9.1
はまち	13670	730	3630	980	1700	5
くろまぐろ（脂身）	22650	600	5810	1400	3200	8
むつ	11090	160	630	140	320	3.9

「日本食品成分表（五訂増補脂肪酸成分表）」より抜粋

オリーブの果実を絞って得られる果汁から、遠心分離などによって得られた油をバージン・オリーブオイルと呼び、その中でも香りが良好で、品質も高いものを特にエクストラ・バージン・オリーブオイルと呼んでいます。

このバージン・オリーブオイルは、**一価不飽和脂肪酸を豊富に含む**とともに、**ポリフェノール類など天然の抗酸化物質やビタミン・ミネラル**も多く含みます。

特にエクストラ・バージン・オリーブオイルは、オレイン酸を約80％も含んでおり、**天然の抗酸化物質が豊富で、栄養価が高い**最高級オイルです。

オリーブオイルに含まれるポリフェノール類として、オレウロペイン、チロソール、ヒドロキシチロソールなどが知られており、オリーブオイルの高い抗酸化作用はこれらに由来していると考えられています。

これまでの疫学研究では、**オリーブオイルの摂取量が多い人は、心臓病などの動脈硬化性疾患が少ない**ことが示されていますが、その理由として、一価不飽和脂肪酸としてのオリーブオイルの抗動脈硬化作用のほかに、オリーブオイルに含まれるポリフェノールによる**抗酸化作用や抗炎症作用**が指摘されています。

また、オリーブオイルの摂取が、**乳がんおよび大腸がんの発症リスクを減らす**可能性も示唆されています。ケトン体食事法では加熱用のオリーブオイルの使用をおすすめします。

α-リノレン酸が豊富な亜麻仁油、えごま油、くるみは◎

亜麻仁油は、アマの種子から採れる油で、えごま油は、シソ科のえごまの種子から採れる油です。ともにオメガ3系不飽和脂肪酸の**α-リノレン酸が豊富**です。

野菜には、リノール酸などのオメガ6系不飽和脂肪酸が多いので、オメガ3系不飽和脂肪酸のα-リノレン酸が豊富なこれらの油をドレッシングとして使用するとよいでしょう。

アマは、人類が初めて栽培した植物のひとつといわれていて、古くからその繊維と種子が利用されています。

アマの種子100グラム中に41グラムの脂肪を含み、α-リノレン酸が23グラムも含まれます。

亜麻仁油には、100グラム中にα-リノレン酸が50~60グラムも含まれています。

えごまの種子は、胡麻と同様に、煎ってからすりつぶして、薬味などに使用されます。

えごまといっても胡麻とは関係なく、青じそなどと同じシソ科の植物です。

日本最古の油脂植物ともいわれ、江戸時代後期に菜種油が広がるまでは、日本で食用油といえば、えごま油でした。その後は生産が激減していましたが、α-リノレン酸を60%以上も含むため、近年その健康効果が見直されています。

主な脂肪酸の種類と特徴

脂肪酸の種類		主な脂肪酸名	主な性質	多く含む食用油
飽和脂肪酸		パルミチン酸 ステアリン酸	肉、卵、乳製品など動物性食品に多く含まれる。コレステロールが多く固まりやすい。	マーガリン、ラード、バター、牛脂
一価不飽和脂肪酸	オメガ９系（「n-9」ともいう）	オレイン酸	オリーブやアボカド、ナッツ類に多く含まれる。酸化されにくい。	オリーブオイル、菜種油、米油、落花生油
多価不飽和脂肪酸	オメガ６系（「n-6」ともいう）	リノール酸 γ-リノレン酸、 アラキドン酸	大豆や胡麻、とうもろこし等に多く含まれる。リノール酸は体内で生成できない必須脂肪酸。	大豆油、コーン油、胡麻油、グレープシードオイル
多価不飽和脂肪酸	オメガ３系（「n-3」ともいう）	α-リノレン酸、 エイコサペンタエン酸、ドコサヘキサエン酸	魚類、亜麻仁、えごま、くるみなどに多く含まれる。α-リノレン酸は体内で生成できない必須脂肪酸。酸化されやすい。	魚油、亜麻仁油、しそ油、えごま油、くるみ油

ナッツ類では、くるみにオメガ3系不飽和脂肪酸のα-リノレン酸が豊富で、ビタミンやミネラル、ポリフェノール類も多く含みます。

くるみは、人類が最も古くから食べていた木の実といわれています。

アメリカ食品医薬品局は、1日42グラムのくるみを飽和脂肪酸やコレステロールの少ない料理に加えて食べ、全体のカロリーを摂り過ぎなければ、**心疾患のリスクが抑えられる**と報告しています。

くるみ42グラム（1・5オンス）中には、オメガ3系不飽和脂肪酸のα-リノレン酸が3・8グラムも含まれています。

抗酸化成分を多く含み、「植物性の卵」ともいわれ、**消化されやすい良質なたんぱく質も豊富**です。

ナッツ類では特にくるみが推奨されますが、ほかのナッツ類も有用です。

ナッツ類をよく食べる人は、**がん、糖尿病、呼吸器疾患、認知症などの神経変性疾**

患、心臓発作や脳卒中を含む心臓血管疾患の発症率が低下することが、複数の大規模疫学研究によって確認されています。

中鎖脂肪酸でケトン体を増やそう！

肝臓ですぐに分解される**中鎖脂肪酸を利用すると**、糖質を1日40グラム程度摂取しても、絶食時と同じように、**ケトン体を大量に生み出す**ことができます。

中鎖脂肪酸を豊富に摂って、「脂肪：糖質＋たんぱく質」の比率を「1・5：1」に、つまり**食事で摂る栄養素の割合の60％程度を脂肪にする**という食事を目標にします。

糖質を40グラム、たんぱく質を80グラム摂取すると、そのカロリーは480キロカロリーになります。

「糖質＋たんぱく質」の120グラムに対して、その1・5倍の脂肪は180グラムで1620キロカロリーになります。すべてを合わせて、2100キロカロリーです。それでも、ケトン体の産生が少ないときは、さらに**カロリーを減らすとケトン体が出やすく**なります。

中鎖脂肪酸は、ココナッツオイルや精製した中鎖脂肪（MCTオイル）などを利用して、1日40〜80グラム程度を摂取します。

中鎖脂肪酸100％のMCTオイルは無味無臭なので、さまざまな食品に添加して、手軽に摂ることができます。

中鎖脂肪の割合を、さらに増やしてもよいのですが、その場合は**必須脂肪酸が欠乏しないように肉や魚やナッツ類などに含まれる長鎖脂肪の摂取量を減らさない**ようにします。

ただし、中鎖脂肪を多く摂取すると、下痢や腹痛などの消化器症状が出やすくなります。不快な消化器症状が出ない範囲で、**無理なく少しずつ、胃腸の状態を慣らしな**

から、中鎖脂肪酸の摂取量を増やしていきましょう。

中鎖脂肪酸は、手術後や未熟児の栄養補給にも利用され、長期的に摂取すれば、**内臓脂肪の減少やメタボリック症候群の改善効果**が認められている、極めて健康的な脂肪です。さらに、**アルツハイマー病の予防や治療にも効果**が期待できます。

料理する際の使い分けは、加熱調理には酸化しにくいココナッツオイルやオリーブオイルを使い、ドレッシングには、非加熱のまま亜麻仁油やえごま油やMCTオイルを多めに使いましょう。

「オメガ3系：オメガ6系」の比率において、オメガ3系不飽和脂肪酸の比重を増やすことで、さまざまな健康効果が期待できます。

いろいろな健康効果の宝庫の大豆を食べよう！

豆類は、マメ科植物の種子として、植物が成長するために必要な栄養素を蓄えているため、極めて栄養豊富な食料です。

また、昆虫や鳥、動物から食い荒らされないように、渋みや苦みの成分、ときには毒作用のある成分も含有しており、このような成分は**抗菌・抗がん作用を有する**場合もあります。

つまり、**栄養成分としてだけでなく、感染予防やがん細胞の増殖抑制、がん予防の**効果も期待できます。

しかし、**豆類の多くは糖質も多く含むので、ケトン体食事法では摂取量が制限**されます。

大豆と大豆製品、その他豆類の栄養比較

食品名	炭水化物		たんぱく質	脂質	エネルギー (kcal)
	糖質	食物繊維			
いんげん豆(乾燥)	38.5	19.3	19.9	2.2	333
えんどう豆(乾燥)	43	17.4	21.7	2.3	352
そら豆(乾燥)	46.6	9.3	26	2	348
大豆(乾燥)	11.1	17.1	35.3	19	417
きな粉(乾燥)	14.1	16.9	35.5	23.4	437
木綿豆腐	1.2	0.4	6.6	4.2	72
絹ごし豆腐	1.7	0.3	4.9	3	56
焼き豆腐	0.5	0.5	7.8	5.7	88
生揚げ	0.2	0.7	10.7	11.3	150
油揚げ	1.4	1.1	18.6	33.1	386
がんもどき	0.2	1.4	15.3	17.8	228
凍り豆腐	3.9	1.8	49.4	33.2	529
糸引き納豆	5.4	6.7	16.5	10	200
挽きわり納豆	4.6	5.9	16.6	10	194
おから・旧来製法	0	9.7	4.8	3.6	89
おから・新製法	2.3	11.5	6.1	3.6	111
豆乳	2.9	0.2	3.6	2	46
生湯葉	3.3	0.8	21.8	13.7	231

100グラム中に含まれる分量(単位はグラム)
「五訂日本食品標準成分表」より作成

豆類の中で糖質が比較的少なく、健康効果のある成分を豊富に含むのが大豆です。ほかの豆類は、糖質が40～50%、たんぱく質が20～25%程度の割合であるのに対して、**大豆は糖質が11%、たんぱく質が35%と、低糖質かつ高たんぱく質**であることが特徴です。また、大豆たんぱく質は、**植物性でありながら肉や魚、乳製品に匹敵**する良質のたんぱく質源です。このことから、豆腐や納豆などの大豆製食品は、糖質制限食としても十分に利用できます。

大豆そのものはもちろん、豆腐や納豆などの大豆製品を豊富に摂っている人は、**がんの発生が少ない**ことが疫学的にも証明されています。

大豆に多く含まれる**「イソフラボン」という成分は、女性ホルモンの作用に影響して、乳がんや前立腺がんを防ぐ**効果が報告されています。

さらに、がん細胞に養分を与える「腫瘍血管」が育たないようにすることで、**がん細胞の増殖を抑える働きや抗酸化作用**も知られており、多くのがんの再発予防にも効果が期待できます。

大豆は日本人の長寿を支える伝統食であり、調理法も多彩ですので、私のすすめるケトン体食事法でも、大変利用価値の高い食材です。

ケトン体食事法での野菜のメリットと注意点

野菜には、ビタミンやミネラルのように、私たちの体に必要な微量栄養素はもちろん、腸内環境をよくする食物繊維、抗酸化作用や免疫増強作用、解毒や発がん予防効果を発揮するフィトケミカルが豊富に含まれます。

フィトケミカルの「フィト」は植物、「ケミカル」は化合物という意味で、フィトケミカルとは、**植物中に存在する天然の化学物質**のことです。体の機能に必須ではないのですが、健康によい影響を与える植物由来の成分を意味する用語として使用されています。糖質・脂質・たんぱく質・ビタミン・ミネラルの5大栄養素に次いで、食物繊維が第6、フィトケミカルが第7の栄養素といわれています。

野菜を多く摂取することは、がんや心臓疾患を含め、多くの病気の予防に役立つと考えられています。また、肉などの動物性食品を多く摂取すると体液が酸性に傾くため、体内をアルカリ性に戻す意味でも、野菜を豊富に摂ることは必要不可欠です。

特に**ケトン体は酸性度が強い**ため、**尿が酸性になると結石ができやすくなる**という問題も合わせもっています。そのため、血液や尿の酸性化を防ぐ意味でも、野菜を豊富に摂ることは必要です。


しかし、野菜もその種類によっては、かなり糖質が含まれているので注意が必要です。にんじんやごぼう、れんこんなどの根菜類、かぼちゃなどの果菜類、たまねぎなどの茎菜類、じゃがいもやさつまいもなどのいも類には、糖質が多く含まれるので注意しましょう。

特にいも類は、こんにゃくいも以外は、穀類と同じレベルの糖質が含まれるので、

糖質が多く注意すべき野菜

分類	食品名	炭水化物		たんぱく質	脂質	エネルギー(kcal)
		糖質	食物繊維			
いも類	さつまいも	29.2	2.3	1.2	0.2	132
	さといも	10.8	2.3	1.5	0.1	58
	じゃがいも	16.3	1.3	1.6	0.1	76
	やまといも	24.6	2.5	4.5	0.2	123
	自然薯	24.7	2	2.8	0.7	121
根菜類	ごぼう	9.7	5.7	1.8	0.1	65
	しょうが	4.5	2.1	0.9	0.3	30
	にんじん	6.5	2.5	0.6	0.1	37
	ゆり根	22.9	5.4	3.8	0.1	125
	らっきょう(生)	8.3	21	1.4	0.2	118
	れんこん	13.5	2	1.9	0.1	66
果菜類	かぼちゃ	8.1	2.8	1.6	0.1	49
茎菜類	たまねぎ	7.2	1.6	1	0.1	37
	にんにく	20.6	5.7	6	1.3	134
	ねぎ	5	2.2	0.5	0.1	28
	わけぎ	4.6	2.8	1.6	0	30
その他	はくさいキムチ	5.2	2.7	2.8	0.3	46
	むかご	16.4	4.2	2.9	0.2	93

100グラム中に含まれる分量(単位はグラム)
「五訂日本食品標準成分表」より作成

分類	食品名	炭水化物		たんぱく質	脂質	エネルギー(kcal)
		糖質	食物繊維			
葉菜類	セロリ	1.7	1.5	1	0.1	15
	チンゲンサイ	0.8	1.2	0.6	0.1	9
	はくさい	1.9	1.3	0.8	0.1	14
	パセリ	1.4	6.8	3.7	0.7	44
	ほうれんそう	0.3	2.8	2.2	0.4	20
	モロヘイヤ	0.4	5.9	4.8	0.5	38
	レタス	1.7	1.1	0.6	0.1	12
きのこ類	えのきだけ	3.7	3.9	2.7	0.2	22
	きくらげ(乾燥)*	13.7	57.4	7.9	2.1	167
	しいたけ	1.4	3.5	3	0.4	18
	しいたけ(乾燥)*	22.4	41	19.3	3.7	182
	なめこ	1.9	3.3	1.7	0.2	15
	ぶなしめじ	1.3	3.7	2.7	0.6	18
	マッシュルーム	0.1	2	2.9	0.3	11
	まつたけ	3.5	4.7	2	0.6	23
その他	かんぴょう(乾燥)*	37.8	30.1	7.1	0.2	261
	切り干しだいこん(乾燥)*	46.8	20.7	5.8	0.5	279
	ザーサイ(漬物)	0	4.6	2.5	0.1	23
	さやいんげん	2.7	2.4	1.8	0.1	23
	たかな(漬物)	1.8	5.2	2.8	0.2	33
	もやし	0	2.3	3.7	1.5	37

100グラム中に含まれる分量(単位はグラム)
* 乾燥ものの糖質量等の高さは、水で戻した量であれば気にしなくてよい
「五訂日本食品標準成分表」より作成

糖質が少なく推奨できる野菜

分類	食品名	炭水化物		たんぱく質	脂質	エネルギー(kcal)
		糖質	食物繊維			
根菜類	かぶ(根)	3.4	1.4	0.6	0.1	21
	だいこん	2.8	1.3	0.4	0.1	18
果菜類	ゴーヤー	1.3	2.6	1	0.1	17
	オクラ	1.6	5	2.1	0.2	30
	きゅうり	1.9	1.1	1	0.1	14
	ズッキーニ	1.5	1.3	1.3	0.1	14
	とうがん	2.5	1.3	0.5	0.1	16
	とまと	3.7	1	0.7	0.1	19
	なす	2.9	2.2	1.1	0.1	22
	ピーマン	2.8	2.3	0.9	0.2	22
花菜類	カリフラワー	2.3	2.9	3	0.1	27
	なばな	1.6	4.2	4.4	0.2	33
	ふきのとう	3.6	6.4	2.5	0.1	43
	ブロッコリー	0.8	4.4	4.3	0.5	33
	みょうが	0.5	2.1	0.9	0.1	12
茎菜類	あさつき	2.3	3.3	4.2	0.3	33
	アスパラガス	2.1	1.8	2.6	0.2	22
	うど	2.9	1.4	0.8	0.1	18
	たけのこ	1.5	2.8	3.6	0.2	26
葉菜類	キャベツ	3.4	1.8	1.3	0.2	23
	こまつな	0.5	1.9	1.5	0.2	14
	春菊	0.7	3.2	2.3	0.3	22
	せり	0.8	2.5	2	0.1	17

ケトン体食事法では、**こんにゃくを除いて、基本的にはいも類とその加工品は食べないようにします。**

基本的な目安には、100グラム当たり糖質が2グラム以下のものであれば、お腹いっぱい食べても、**1回の食事の糖質量が20グラムを超えない**ので、安心して食べられます。

142・143ページに、注意すべき野菜と推奨できる野菜をリスト化しましたので、参考にしてください。ただし、推奨できる野菜もキロ単位に及ぶほど多量に食べれば、当然糖質が増えますので、その点はご注意ください。

果糖を多く含む果物は要注意!

果物は糖質が多いので、ケトン体食事法の観点でいえば、ごく少量しか食べられません。果物に多く含まれる果糖は、直接的には血糖を上げないため、インスリンの分泌を刺激しないのですが、**細胞内ではブドウ糖に変換**されてしまいますので、結局はブドウ糖と同じ代謝経路に組み込まれることで、エネルギー源となります。

さらに、果糖は**がん細胞の増殖促進効果はブドウ糖より高い**という報告もあります。多くの果物は、100グラム当たり10～20グラム程度の糖質を含みます。比較的**甘くないレモンやグレープフルーツでも、100グラム当たり8～10グラム**、りんごやぶどう、なしは100グラム当たり10グラム以上、バナナにいたっては100グラム当たり20グラム以上の糖質を含みます。

がんや心臓疾患、糖尿病の予防や改善のためには、野菜や果物がよいという考えが普及していますが、やはり**糖質の多いものは避ける**ことが大切です。

アボカドはケトン体食事法にぴったりの果物

糖質を多く含む果物の中で、例外中の例外はアボカドです。

食品名	炭水化物		たんぱく質	脂質	エネルギー(kcal)
	糖質	食物繊維			
パパイヤ	7.3	2.2	0.5	0.2	38
びわ	9	1.6	0.3	0.1	40
ぶどう	15.2	0.5	0.4	0.1	59
ブルーベリー	9.6	3.3	0.5	0.1	49
マンゴー	15.6	1.3	0.6	0.1	64
マンゴスチン	16.1	1.4	0.6	0.2	67
メロン	9.8	0.5	1.1	0.1	42
もも	8.9	1.3	0.6	0.1	40
ライチ	14.5	0.9	1	0.1	63
ライム	9.1	0.2	0.4	0.1	27
ラズベリー	5.5	4.7	1.1	0.1	41
りんご	13.1	1.5	0.2	0.1	54
りんご（ジュース）	11.8	0	0.2	0.1	44
レモン（全果）	7.6	4.9	0.9	0.7	54
レモン（全果）果汁	8.6	0	0.4	0.2	26

100グラム中に含まれる分量（単位はグラム）
「五訂日本食品標準成分表」より作成

例外はアボカドだけ！果物は糖質が多い

食品名	炭水化物		たんぱく質	脂質	エネルギー(kcal)
	糖質	食物繊維			
あけび	20.9	1.1	0.5	0.1	82
アセロラ	7.1	1.9	0.7	0.1	36
アボカド	0.9	5.3	2.5	18.7	187
いちご	7.1	1.4	0.9	0.1	34
いちじく	12.4	1.9	0.6	0.1	54
みかん	11	1	0.7	0.1	46
みかん（ジュース）	10.6	0	0.5	0.1	41
甘柿	14.3	1.6	0.4	0.2	60
キウイフルーツ	11	2.5	1	0.1	53
グレープフルーツ	9	0.6	0.9	0.1	38
グレープフルーツ（ジュース）	10.2	0.1	0.6	0.1	40
さくらんぼ	14	1.2	1	0.2	60
ざくろ	15.5	0	0.2	0	56
すいか	9.2	0.3	0.6	0.1	37
ドリアン	25	2.1	2.3	3.3	133
なし	10.4	0.9	0.3	0.1	43
夏みかん	8.8	1.2	0.9	0.1	40
パイナップル	11.9	1.5	0.6	0.1	51

アボカドが含む**糖質は、100グラム当たり1グラム以下**で、その反面、**食物繊維は5グラム以上、脂肪も15グラム以上と豊富**です。しかも、その脂肪はオリーブオイルと同じオレイン酸ですので、**糖質制限食やケトン体食事法に適した唯一の果物**といえます。

ひと昔前までの日本では、なじみの薄い果物でしたが、欧米風の料理が浸透し、その高い栄養価や健康効果が注目されるようになったことで、日本でも人気の食材として利用が増えています。

アボカドに含まれるオレイン酸は、オリーブオイルに多く含まれるオメガ9系の一価不飽和脂肪酸で、**循環器疾患やがんの予防に効果**があります。

その他にも、さまざまなカロテノイド、ビタミンB群やビタミンC、ビタミンEなどのビタミン、カリウムやマグネシウム、リンなどのミネラル、食物繊維、たんぱく質など多くの栄養素が含まれています。

特に、**カロテノイドの種類の豊富さではアボカドが一番**だといわれています。

さらに、カロテノイドは脂溶性なので、脂肪の多いアボカドを食べると吸収がよくなり、まさに一石二鳥です。

ちなみに、アボカドを割ってみると、果皮の直下は緑色が濃く、内部になるほど薄い色になっています。この緑色の濃い部分にカロテノイドが多く含まれるので、果皮直下の部分をなるべくロスしないように食べることが大切です。

アボカドのカロリーは、**85％が脂肪**に由来するので、**「超低糖質＋高脂肪食」を中心に食生活を組み立てるケトン体食事法には、非常に有用な食材**といえます。

ただし、「ラテックス・アレルギー」のある人は、アボカドでアレルギー反応が起こる可能性があります。アボカドを食べると、じんましんや口唇の腫れなどの症状が出る人は、食べないでください。

また、バナナやキウイでアレルギーが出る人も、避けたほうがよいでしょう。

きのこ類を積極的に食べよう!

きのこ類に含まれる「ベータ・グルカン」という多糖体は、**免疫力を高める**成分として注目されています。このベータ・グルカンは、免疫を担当するマクロファージやリンパ球を刺激して、免疫力を高めます。

しいたけ、まいたけ、えのきだけ、なめこ、しめじなどのきのこ類は、ぜひ日常的に食べるようにしてください。これらのきのこ類は**糖質が少なく、食物繊維やビタミン、ミネラルは豊富**なので、ケトン体食事法の観点からも大変有用な食材です。

また、体内でビタミンD_2になる「エルゴステロール」という脂溶性物質も含まれています。

このエルゴステロールは、摂取後に体を紫外線に当てることで、ビタミンD_2に変化して、**がん予防効果**を発揮します。

知っておきたい「ケトン体食事法」の注意点

さて、最後に、私がすすめるケトン体食事法を実施したときに、よく経験する副作用と注意点をまとめておきます。

①体力低下・倦怠感を感じることがある

ケトン体食事法をはじめて1～2週間ほどは、体力低下や倦怠感を感じることがあります。これは、それまでエネルギー産生を糖質に頼っていたところ、急に糖質の供給が少なくなることで、**一時的なエネルギー不足**が起こるからです。

糖質を燃焼させるエネルギー代謝から、**脂肪を燃焼させる代謝に切り替わるまでの準備期間**のようなもので、1～2週間程度の時間が必要です。

その後、体が脂肪を燃焼する体質に変われば、体力低下や倦怠感はなくなります。

ケトン食が、体力や運動能力を低下させることがないことは、臨床試験で示されていますので、ご安心ください。

②便秘や下痢、腹痛を覚えることがある

体が食事の変化に慣れるまでは、**脂肪の摂取が増えることによる消化器症状**が出ることがあります。

特にもともと脂肪摂取量が少ない人は、腸管での脂肪吸収能力が低下しているので、脂肪の消化や吸収が体の負担になり、**一時的に膨満感や腹痛などの消化器症状が出る**ことが多いようです。

欧米の症例報告などでは、ケトン食の副作用として下痢の報告は少ないようですが、日本人はもともと脂肪摂取量が少ないため、脂肪の消化吸収能力が未発達で、脂肪の摂取が増えると下痢を起こす人は少なくありません。

しかし、これはあくまで**腸管が高脂肪食に慣れるまでの一過性の症状**で、慣れてくれば多くの人は軽減します。腹痛の症状が出るときは、脂肪の摂取量を無理なく少しずつ増やしていくようにしましょう。また、下痢をしやすい人は脂肪分解酵素（リパーゼ）の入った消化酵素を利用するとよいでしょう。

他のケースとしては、糖質が少ない食事を摂り続けると、腸内の食物の残りかすが少なくなって、便秘になる人もいます。

その場合は、食物繊維が豊富で糖質が少ない海草類やその加工食品、きのこ類、おから、こんにゃく、糖質の少ない野菜などを多く摂るようにしてください。

また、中鎖脂肪は便通をよくするので、この中鎖脂肪と食物繊維を豊富に摂ることで、便秘を予防できることが多いようです。

③極めて稀に肝機能障害を起こすことがある

高脂肪食で肝機能障害が起こることは極めて稀ですが、まったくないとはいえません。普通の脂肪は、そもそも一部しか、肝臓には届きませんが、中鎖脂肪酸は、肝臓で直ちに代謝されます。このときにブドウ糖が少なければ、ケトン体が生み出されます。

中鎖脂肪酸の摂取が増えると肝臓の負担も増えるので、もともと肝機能が悪い人は、肝機能が悪化しないように、**血液検査でチェック**しておく必要があります。

つまり、ケトン体食事法をはじめる前から、そもそも肝機能がかなり悪い人以外は、まず問題はありません。

④稀に腎結石・尿路結石を誘発することがある

たんぱく質を多く摂取すると尿酸値が上がることがあります。

尿酸は、核酸成分のプリン体の代謝産物で、血中濃度が増えると「痛風」という病気を引き起こします。

プリン体は、肉やレバーや魚などに多く含まれます。

尿酸自体は、非常に強力な抗酸化物質で、ある程度高めでも問題はありませんが、痛風の原因になるほど高くなる場合は、プリン体の多い食品を減らす必要があります。

性別や年齢を問わず、血清尿酸値が7・0mg／dlを超えると、「高尿酸血症」と診断されます。高尿酸血症の状態が長く続くと、血液に溶けきらずに残った尿酸が結晶となって、関節に沈着し、「急性関節炎」である痛風を引き起こします。

尿酸値が高い場合は、プリン体の多い食品を避けて、水分を十分に摂り、尿が酸性化しないようにする対策が大切です。

ケトン体は酸性度が強いので、ケトン体の排泄が増えると尿のペーハー（水素イオン指数）が酸性化します。尿が酸性になると、尿酸やカルシウムが分離しやすくなり、腎臓や尿管に尿酸結石やカルシウム結石ができやすくなります。

腎結石や尿路結石の諸症状は、血尿、腹痛、結石排出などです。

酸性化した尿を是正するためには、野菜や海草などの尿アルカリ化食品の摂取を増やし、同時に動物性たんぱく質などの尿酸性化食品の摂取を減らします。

また、尿中の尿酸の溶解量を増加させるため、水分を十分に摂って、尿量を増やすことも有効です。実際には、1日の尿量を2リットル以上に保つようにするとよいでしょう。

基本的に肉や魚介類は、尿を酸性にします。

一方、海草、野菜、果物類は、尿をアルカリにします。

このうち、糖質含量が少なく、尿をアルカリ化する食品としては、ひじきやわかめ、昆布などの海草類、干ししいたけ、大豆、ほうれんそうなどがあります。

糖質を摂り過ぎない範囲で野菜ジュースを飲み、糖質のほとんどない海草類を多めに食べるようにしましょう。

⑤古いやり方を実践すると栄養不良になることがある

脂質の摂取割合が大きい古典的なケトン食では、ビタミンやミネラルなどの必須栄養素の欠乏による副作用に注意が必要ですが、中鎖脂肪酸を多めに利用するケトン体食事法では、糖質やたんぱく質の摂取許容量が大きいので、野菜や海草、魚や大豆製品などをバランスよく摂取すれば、栄養素の欠乏は防げます。

どうしても栄養の欠乏が気になるときは、マルチビタミンとミネラルを含有したサプリメントを利用するとよいでしょう。

第4章

「ケトン体食事法」で若返る!健康になる!

糖質を多く摂るほど老化は促進される

ケトン体の効果はダイエットだけではありません。

本章では、体内のブドウ糖を減らし、ケトン体を増やすことで得られる病気の改善効果や若返り効果について少し詳しくお話しします。

まず、ブドウ糖が老化を促進してしまうメカニズムから説明していきます。

ブドウ糖は、たんぱく質と結合して、その働きを低下させます。

これを「たんぱく質の糖化」といいます。

体内でつくられた糖化たんぱく質は、その後分解して、さまざまな低分子物質が生成します。

これらの物質を「終末糖化産物（Advanced Glycation End Products)」といい、その頭文字をとって「ＡＧＥ（エイ・ジー・イー）」と呼ばれます。

このAGEという物質が、さらに**たんぱく質を変性させて、炎症や酸化ストレスを高め、老化を促進してしまう**のです。

AGEは、たんぱく質を「架橋（分子間に橋を架けたような結合をつくること）」することによって、たんぱく質の働きを阻害し、細胞や組織の老化を促進します。

皮膚が加齢とともに弾力性がなくなるのは、このAGEによって、皮膚のコラーゲンが架橋されて硬くなるからです。

寿命の長い細胞やたんぱく質では、架橋・変性が蓄積するので、機能障害が次第に顕著になります。

たとえば、神経細胞は増殖や再生をせずに一生使われるので、加齢とともにたんぱく質の架橋や変性が蓄積すると、細胞組織の機能そのものが低下してしまいます。

血管のたんぱく質も寿命が長く、架橋・変性が蓄積すると、**体中の血管が硬くなり、徐々に破壊されて、多くの臓器の働きが低下**してしまいます。

特に糖尿病患者は深刻で、たんぱく質の糖化やＡＧＥの生成によって微小血管が障害されると、神経系や腎臓、網膜にダメージが生じ、さらに大血管が障害された場合には、動脈硬化が進行して、心筋梗塞や脳卒中、末梢動脈の血行障害を発症します。

「人は血管とともに老化する」といわれています。

血管が老化して硬くなると、臓器や組織を養う血液循環が悪くなり、その働きが低下するからです。

健康を維持するためには、血管を柔らかい状態に維持することが必須です。

そのためには、血管のたんぱく質の糖化やＡＧＥの蓄積を防ぐことが大切なのです。

このように、神経や血管、皮膚などのたんぱく質の糖化が進むことによって、さまざまな老化現象が起こっています。

つまり、糖質の摂取量を減らせば、老化を遅らせることができるのです。

「インスリン様成長因子」が老化を速める

私たちの体の老化を促進して、寿命を短くしてしまう要因はいろいろありますが、特に注目しておきたいのは「インスリン様成長因子」と呼ばれる、人の成長を促す働きをする物質です。

インスリン様成長因子は、体の成長を促しますが、中年以降に体の老化が進行してしまうのは、このインスリン様成長因子の働きが低下するためだと考えられています。

実際に、アンチエイジングの領域では、インスリン様成長因子を外部から補充することで、体の若返りをはかる治療がおこなわれています。

しかし、その反面、このインスリン様成長因子が過剰に働くと、老化を促進させてしまい、寿命を短くしてしまうことが判明しています。

大切なのは、インスリン様成長因子の働きを低下させず、同時に過剰にもしないことなのです。

この現象については、遺伝子改変マウスを使った研究がおこなわれています。

インスリン様成長因子は、糖質の摂取によってインスリンが分泌されたとき、あるいは、体の成長を促し、代謝をコントロールする「成長ホルモン」という物質が肝臓に働きかけるときなどに、その分泌と働きが活性化されます。

その研究の中で、成長ホルモンが過剰に発現しているマウスは、インスリン様成長因子の濃度が上昇して、寿命が短くなることが報告されています。

逆に、成長ホルモンを生み出せないマウスや成長ホルモンの働きを受ける能力が欠損しているマウスをつくって観察してみると、寿命が延びることもわかっています。

つまり、これらの研究結果からいえるのは、インスリン様成長因子の過剰な働きが、あらゆる細胞の老化の原因となっているということです。

つまり、糖質によって分泌が促進されるインスリンが、インスリン様成長因子の働きを活性化させてしまう以上、糖質の摂り過ぎは改めなければいけません。

糖分の摂取量を抑えて、インスリンの分泌を減少させることこそ、若返りと長生きのための第一歩となるのです。

また、インスリン様成長因子の過剰な働きは、がん細胞の増殖にも荷担していることがわかっています。

このことは、あとで詳しく解説します。

ケトン体は細胞を掃除するオートファジーを促進する！

断食というと、イスラム教徒の人が義務としておこなっている「ラマダーン」が有名ですが、世界中の多くの宗教で断食はおこなわれています。

それとは別の意味で、病気の治療目的でも古くから断食療法はおこなわれてきました。古くから行なわれてきたこれらの習慣にも、ケトン体が深く関わっていると考えられます。

絶食（断食）時に肝臓でつくられるケトン体を、絶食せずに生み出すことができるのがケトン体食事法です。

ケトン体食事法をおこなうと体脂肪が燃焼して、ケトン体が生み出されます。

ケトン体には、抗炎症作用や細胞保護作用があります。

さらに、ケトン体が細胞のオートファジー（自食作用）を活性化して、**細胞内に蓄積する老化したたんぱく質を分解して除去**してくれます。

つまり、**細胞を若返らせてくれる**のです。

このオートファジーというメカニズムの本来の目的は、体が飢餓状態に陥ったときに、自分の細胞を分解して栄養源にすることで備わった機能です。

オートファジーによるたんぱく質の食べ方は、細胞を丸ごと食べてしまうようなものではなく、細胞の一部を少しずつ分解していく、いわば細胞内のリサイクルのようなものです。

一般的にいえば、私たちは食事から1日50〜100グラム程度のたんぱく質を食べて、新しい細胞をつくる材料を摂取しています。

このとき体内では、オートファジーの機能によって、自分の体の一部である老化したたんぱく質を1日200グラム程度も食べ、同時に同じ量の新しいたんぱく質を合成することで、体全体の新陳代謝をおこなっているのです。

つまり、**食事によって摂るたんぱく質量の2〜4倍に相当する規模で、オートファジーは新しいたんぱく質を合成**して、つくり出しているわけですから、まさに**細胞の掃除屋であり、若返りのスペシャリスト**といえます。

しかし、糖質を摂ることでインスリンが分泌され、インスリン様成長因子の働きが活発化すると、細胞の増殖が促進され、オートファジーの働きは抑制されてしまいます。

つまり、体の新陳代謝をアップして、細胞組織を若返らせるためには、断食やケトン体食事法によって、絶食状態と同じ体にすることで、オートファジーの作用を活性化させて、細胞内の老化したたんぱく質を除去し、新しいたんぱく質をどんどん合成する必要があるのです。

寿命を延ばす「アディポネクチン」を増やす

ある大学の研究によると、100歳以上の超高齢者の体には、善玉ホルモンのような働きをする「アディポネクチン」の血中濃度が高いという結果が報告されています。

その研究によると、100歳以上の超高齢者のBMIは19・2±3・3、平均年齢55・4歳の人たちのBMIは23・0±2・9となり、**超高齢者のほうがやせている人が多い**ことがわかります。

さらに、体脂肪が減ることで増加するアディポネクチンの量が、若い人の約2倍もあるという結果も記録されています。

アディポネクチンは、人間の脂肪から分泌されるホルモンの一種で、寿命を延ばす作用とがんを抑制する効果があります。

多くの疫学研究で、アディポネクチンの血中濃度とがんの発生率が逆相関することが示されているのです。

これについての論文では、アディポネクチンの血中濃度が高いほど、乳がん、前立腺がん、子宮内膜がん、大腸がん、食道がん、膵臓がんなど、多くのがんの発生率が減少することも示されています。

また、アディポネクチンはがん抑制遺伝子を活性化し、がん細胞の増殖や転移を防ぐ作用があることも報告されています。

さらに、糖尿病や動脈硬化、メタボリック症候群を予防し、寿命を延ばす作用があることも知られています。

アディポネクチンの産生を増やすことは、長寿とがん予防の両方を達成するために極めて重要といえます。

ケトン体食事法によって、さらにアディポネクチンの産生を増やすことができるので、ぜひ実践してほしいと思います。

高血糖とインスリンの分泌は認知症の原因になる

近年の認知症患者数の増加は、人口の高齢化だけによるものではないようです。

人口構成の影響を排除して、「年齢調整」した統計においても、認知症の有病率は増加しているのです。

この年齢調整とは、基準となる集団の年齢構成（基準人口）に合わせて補正した値で、高齢化などによる年齢構成の変化の影響をデータ結果から取り除くことができます。

認知症には、脳梗塞や脳出血など、脳の血管障害を原因とする「脳血管性認知症」と、「アミロイドβ」というたんぱく質が沈着することで脳細胞が破壊されて、脳が萎縮することなどで起こる「アルツハイマー型認知症（アルツハイマー病）」の主に2種類があります。

近年の傾向では、脳血管性認知症は微増程度ですが、アルツハイマー病は急増していることが指摘されています。

たとえば、1985年から2005年の間のアルツハイマー病の年齢調整有病率では、**3倍以上に増えているというデータ**もあります。

その最大の原因は、同じように近年急増している糖尿病が挙げられます。

さまざまな研究調査によって、**糖尿病がアルツハイマー病の強い危険因子になること**は、すでにあきらかになっています。

糖尿病は、1960年代までは極めて稀な病気でしたが、現在では**5人にひとりが糖尿病、あるいは糖尿病予備軍**といわれるほど増加しています。

食事の中の糖質量が増えたことで、急増している高血糖や糖尿病が、さまざまなメカニズムによって、アルツハイマー病の発症を促進させているのです。

さらに、糖質の過剰な摂取が脳血管の動脈硬化を進展させて、**脳梗塞や潜在的脳虚血を引き起こす**ほか、終末糖化産物（AGE）は酸化ストレスを起こして、**脳の神経細胞にダメージを与えることで、脳血管性認知症の原因にも**なります。

さらに、インスリンの血中濃度が異常に高くなる、**高インスリン血症がアルツハイマー病の発症を引き起こす**ことも指摘されています。

インスリンを分解する酵素には、アルツハイマー病の原因となるアミロイドβをも分解する作用があるのですが、高インスリン血症になるとアミロイドβの分解が十分おこなわれなくなり、その結果、脳内のアミロイドβの沈着が促進され、神経細胞の傷害が進行すると考えられています。

インスリンの分泌は、糖尿病になる前の糖代謝異常の段階で最も高くなります。

つまり、糖尿病を含む糖代謝異常を患っている人の体は、脳内にアミロイドβが沈着しやすいので、アルツハイマー病になりやすい状態といえます。

これらの結果からいえるのは、糖質制限やケトン体食事法によって、インスリン分泌を減少させるだけでも、脳血管性認知症とアルツハイマー病ともに、認知症の予防に効果があるということです。

認知症は食事や生活習慣で予防改善できる

身内に認知症の患者がいる場合は、認知症予防を積極的に考えて、食生活改善を実践することが大切です。

たとえば、魚の油に含まれるDHAやEPA、野菜や果物などに含まれるビタミンやミネラル、ポリフェノールなどは、認知症の発症率を低下させる効果があることが知られています。

逆に、**白米など糖質の多い食事は、認知症の発症リスクを高める**ので注意が必要です。第2章で紹介した地中海料理も、アルツハイマー病の発症率を減らす効果があることが報告されています。

つまり、野菜や魚を豊富に摂る**「地中海料理＋ケトン体食事法」が、アルツハイマー病の発症を減らす**のです。

福岡県のある地域を対象におこなわれた疫学調査においても、食事や生活習慣と認知症との関係性があきらかにされています。

この追跡調査では、日常から牛乳や乳製品、豆腐などの大豆製品、それに野菜などを豊富に食べる一方で、ごはんや酒類の摂取量が少ない食生活をしている人ほど、脳血管性認知症、アルツハイマー病の双方について、その発症リスクを半分程度にまで低下させていることがあきらかになっています。

また、運動の習慣がある人ほど、ふたつの認知症ともに発症リスクを低下させていることもわかっています。

つまり、この調査結果では、糖質の多い食事を摂り続ける生活習慣が、脳血管性認知症とアルツハイマー病、両方の認知症の危険因子となることが示されています。

さらに、ケトン体は、直接的に脳の神経細胞の働きを向上させる効果があきらかになっているので、糖質制限だけでなく、ケトン体食事法を実践することで、ふたつの認知症はもちろんのこと、パーキンソン病やハンチントン病などの神経変性疾患をも、予防改善できます。

ケトン体食事法は記憶力を改善する

ケトン体は、脳神経のエネルギー代謝をよくして、活性酸素や炎症から神経細胞を保護する作用があります。

このことから、ケトン体を増やすケトン体食事法は、アルツハイマー病やパーキンソン病、脳卒中などを原因とする脳神経細胞障害を抑えるために利用されています。

もちろん、認知障害の改善にも有効であることが、多くの臨床試験で示されています。

たとえば、軽度の認知障害を患っている23人（内訳は男性10人、女性13人で、平均年齢70・1±6・2歳）をふたつのグループに分けて、それぞれ高糖質食と低糖質食を6週間摂り続けるという調査研究があります。

この調査の結果、**低糖質食のグループでは、言語記憶能力の改善が認められ、さらに、体重、腹囲、空腹時血糖、空腹時インスリン値の減少**が認められました。

記憶力の変化については、摂取カロリーやインスリン値、体重との相関関係は認められませんでしたが、**血中ケトン体値が記憶力の改善状況と正比例**することが認められました。

つまり、この結果は**ケトン体の濃度が高いほど記憶力がよくなる**ことを実証したものので、食生活改善によるケトン体の増加が認知障害を改善するという結果です。

この研究の結果は、アルツハイマー病の発症リスクの高い、軽度の認知障害をもつ高齢者に対して、**6週間という短期間の低糖質食習慣だけで、記憶力の改善**ができることを示しています。

認知障害の改善理由については、ケトン体による抗炎症作用、神経細胞におけるエネルギー代謝の改善作用などが示唆されています。

神経細胞の主なエネルギー源はブドウ糖ですが、アルツハイマー病などの認知症では神経細胞のブドウ糖のとり込みや代謝に異常が起こっているため、エネルギーを生み出す働きの低下が認められます。

このとき、ケトン体がブドウ糖に代わって脳のエネルギー源となるため、神経細胞の働きをよくすると考えられています。

米国では、中鎖脂肪酸がアルツハイマー病の治療に有効な医療食として認可されています。

中鎖脂肪酸は、肝臓で代謝されて、ケトン体の産生を増加させるので、そのケトン体が直接働きかけて、神経細胞の働きをよくするのです。

脳の神経細胞は、ブドウ糖とケトン体しかエネルギー源として利用できないのですが、アルツハイマー病の患者は、ブドウ糖のとり込みや代謝に障害があるので、中鎖脂肪酸を摂取して、ケトン体の産生を増やすことで、神経組織のエネルギー産生が改善し、症状がよくなると考えられています。

ケトン体はALSの進行を遅くする？

世界的に有名なイギリスの理論物理学者、スティーヴン・ホーキング博士も患っていた「筋萎縮性側索硬化症（Amyotrophic Lateral Sclerosis　通称ALS）」は、運動神経細胞の進行性の死滅によって、筋肉の萎縮と筋力低下が起こり、発症後3〜5年程度で呼吸筋麻痺に陥ることで、死亡してしまうこともある神経変性疾患の難病です。

その場合も、人工呼吸器の装着による延命は可能ですが、治癒のための有効な治療法はいまだ確立されていません。

ＡＬＳ患者の脊髄では、ミトコンドリアでの電子伝達系酵素の活性が低下しているために、エネルギーを生み出す働きに障害があります。

このことから、ミトコンドリアの機能を改善することができれば、難病であるＡＬＳの治療法として活用できるのではないか、という可能性が期待されています。

ＡＬＳの実験モデルのマウスにケトン食を食べさせると、ケトン体の血中濃度の上昇にともなって、筋力低下のスピードを顕著に遅くできるという報告があります。

この実験では、ケトン体に代謝されることで神経細胞のエネルギー源となる中鎖脂肪酸をＡＬＳマウスに投与しています。

この中鎖脂肪酸の投与によって、ＡＬＳマウスにおける筋力低下の進行は遅くなり、脊髄の運動神経の死滅は減少しました。

その結果、このＡＬＳマウスには、運動能力のあきらかな改善が認められたのです。

食事での糖質を制限し、合わせて中鎖脂肪酸を多く摂取することで、血中のケトン体値を十分に高めれば、ＡＬＳの進行をさらに抑制できる可能性もあります。

ケトン体は神経細胞を守って頭もよくする

人間の体には、自分にない分子パターンを「異物」と認識するメカニズムがあり、細菌やウイルス、真菌などの病原体を見つけ出すと、それを駆除する免疫を発動させます。また、細胞が傷を負ってしまったときに、その傷口から放出される細胞内分子を「危険シグナル」として認識して、その傷を修復するために炎症反応を発動させます。

これらの認識能力は、異物による危険や負傷などを、体内のほかの組織や細胞に危険を知らせるアラームのような役割を担っています。

自然免疫のひとつに「インフラマソーム」というものがあります。

このインフラマソームは、人体を異物や病原微生物の侵入から守る働きをしますが、その反面、2型糖尿病やアルツハイマー病、動脈硬化症や自己免疫疾患などに悪影響を与えてしまう点が確認されています。

それは、異物や病原微生物以外に、栄養の摂り過ぎによって生じる代謝物に対しても、インフラマソームが自然免疫として攻撃を仕掛けてしまい、その結果、強い炎症を引き起こして、**生活習慣病の発症を誘発してしまう**からです。

また、アルツハイマー病患者の脳組織では、インフラマソームの働きが活性化していて、**脳組織に炎症反応を引き起こす**ことに関与していることもあきらかになっています。

ケトン体は、このインフラマソームに直接作用して、その働きを阻害する効果があることが報告されています。

つまり、アルツハイマー病に対するケトン体の効果には、**脳のエネルギー源となること以外に、インフラマソームの活性を抑制する**作用にも関与しているということです。

このように、ケトン体は単なるエネルギー源という役割だけでなく、さまざまな遺伝子の発現やたんぱく質の活性に影響する、多機能的に有効な物質であるといえます。

ケトン体の血中濃度を高めるケトン体食事法は、そのさまざまな働きが相乗効果として、総合的に好影響を与えることで、アルツハイマー病やハンチントン病などの神経変性疾患の治療に大きな効果が期待できるといえるでしょう。

また、病気の改善だけでなく、**ケトン体の血中濃度を高めることは、認知機能や学習機能を高める**ので、**健康な脳にも好影響**を与えます。

端的にいえば、**ケトン体が増えると頭がよくなる**ということがいえるのです。

がん細胞は無限に増殖し続ける

人体の細胞の数は約60兆個といわれていましたが、最近の論文では約37兆個と報告されています。

個々人の体格によって、その体を構成する細胞の数は変わりますが、およそ30～40兆個という膨大な数の細胞が、人体のさまざまな働きに関わっていることになります。

特定の機能を持った細胞が集まって、脳や心臓、肺や肝臓などの臓器、組織を形成しています。

それぞれの細胞の分裂や増殖は、遺伝子の働きによって厳密にコントロールされていて、本来は自分勝手に増殖することはありません。

細胞の分裂や増殖、細胞死の調節が正しくおこなわれることによって、身体の健康は保たれるのです。

しかし、ある種の遺伝子の働きに異常が起こると、その必要がないにもかかわらず、勝手に増殖する細胞に変化することがあります。

この異常な細胞によってつくられた塊を「腫瘍」とよび、腫瘍はさらに良性腫瘍と悪性腫瘍に区別されます。

良性腫瘍は増殖が遅く、局所的に細胞の塊をつくるだけですが、悪性腫瘍は周囲の正常な細胞や組織を破壊する性質をもっていて、さらに血液やリンパ液にのって、離れた臓器やリンパ節に運ばれていき、そこで新たな腫瘍を形成します。

この動きを「転移」といいます。

悪性腫瘍は無限に増殖し続け、遂には宿主である人間を死にいたらしめます。

医学的には、粘膜上皮細胞や肝臓細胞など、上皮系細胞から発生する悪性腫瘍を

「がん」といい、筋肉や骨、軟骨や神経などの間質系細胞から発生する悪性腫瘍を「肉腫」といいますが、通常はこれらの悪性腫瘍をまとめて「がん」と呼んでいます。

約2万2000個ある遺伝子のうち、「どの遺伝子に異常が起こると正常細胞ががん化するのか？」という問題が、がん研究の中心課題になっています。

がんの発生に関与する「がん遺伝子」という遺伝子があります。

このがん遺伝子の本来の役割は、正常な細胞を増殖させることですが、DNA変異や発現の異常を起こすと、無制限に細胞を増殖させることになります。

さらに、細胞のがん化を防いでいる「がん抑制遺伝子」も見つかっています。

がん抑制遺伝子は、老朽化した細胞の死（アポトーシス）を促し、細胞が増え過ぎないようにコントロールする役割や、傷ついたDNAを修復させる働きをします。

このがん抑制遺伝子の働きが弱まると、変異した細胞のDNA修復が妨げられたり、アポトーシスで除去されなくなったりします。

つまり、がん遺伝子やがん抑制遺伝子は、ともに正常細胞の増殖と分化、さらに細胞死に関わる遺伝子が、何らかの原因で機能異常をきたしたものなのです。

正常細胞の増殖に対して、**がん遺伝子はアクセルの役割を果たし、がん抑制遺伝子がブレーキの役目**を果たしています。

正常細胞は必要なときに分裂し、必要がなくなると停止するという制御機構が正しく働いていますが、がん細胞が正しくコントロールされない理由は、**細胞増殖のアクセルとブレーキがともに故障**しているからです。

がん細胞が増殖するためのメカニズム

がんが恐れられる理由は、細胞分裂して数を増やし、どんどん増殖するためです。

逆にいえば、その増殖を止めることができれば、がんを恐れる必要はなくなります。

実は、がん細胞が数を増やしていくためには、莫大なエネルギーと細胞を構成する成分（たんぱく質や脂質、核酸）が必要です。

がん細胞は、**正常細胞に比較して、数倍から数十倍のエネルギー産生と物質合成**がおこなわれています。

人間が活動するためのエネルギーは、ふたつのメカニズムによって生み出されます。

ひとつは細胞内で、酸素を使わずにブドウ糖を代謝する方法で、このときにはブドウ糖1分子を燃料にして、たった2分子のエネルギーしか生み出すことができません。

もうひとつの方法は、細胞内にあるミトコンドリアでおこなわれるもので、この場合は酸素を使って産生され、ブドウ糖1分子を燃料にして、なんと36分子ものエネルギーを生み出すことができます。

前者に比較して、後者は18倍の産生力があり、合わせて38分子のエネルギーを生み出しています。

がん細胞が増殖するためのエネルギーは、前者の酸素を使わないブドウ糖の代謝によって生み出されることがわかっています。

本来この方法は、非効率的で、がん細胞を増殖させるためには不利なはずです。

しかし、がん細胞がエネルギー産生効率を犠牲にしてまで、ミトコンドリアでのエネルギー産生を抑制するのには理由があります。

それは、細胞を構成するための成分を合成する材料として、多量のブドウ糖が必要になっているためです。

細胞が分裂して、その数を増やすためには、核酸や細胞膜、たんぱく質など、細胞を構成する成分を新たにつくる必要があります。

このとき、細胞は、解糖系やその経路から派生する細胞内代謝系によって、ブドウ糖を材料にして、新たな細胞を構成する成分である核酸や脂質、アミノ酸をつくることができます。

つまり、エネルギー産生と物質合成を増やすという、ふたつの目的を両立させるために、**がん細胞はミトコンドリアでのエネルギー産生を抑制して、ブドウ糖のとり込みを横取りする形で活性化している**のです。

その理由は、ミトコンドリアでのエネルギー産生にブドウ糖が使われてしまうと、細胞を構成する成分をつくれなくなってしまうからではないか、と考えられています。

また、ミトコンドリアでのエネルギー産生は、活性酸素を生み出すので、細胞内の酸化ストレスが高まり、細胞死を引き起こす原因にもなります。

その意味でも、**がん細胞は、自らをなるべく死なないようにするために、ミトコン**

ドリアの活性を抑制しているという考えもあります。

正常細胞に比較して、がん細胞が増殖するためには、大量のブドウ糖を必要とします。

このことは、古くから知られていて、がん細胞は盛んに分裂するので、正常な細胞よりもずっと多くのエネルギーを必要とするため、燃料となる大量のブドウ糖を消費しなければならないことは、容易に推測できます。

がん細胞のエネルギー産出は、効率のよいミトコンドリアではなく、細胞内でおこなわれる極めて効率の悪い方法に依存しなければならないため、より多くのブドウ糖が必要となってしまうのです。

インスリンの分泌を減らせば、がん細胞の増殖は止まる

がん細胞は、ブドウ糖をエネルギー源として大量にとり込んでいるため、**高血糖の状態では、がん細胞の増殖に有利**になってしまいます。

また、高血糖は活性酸素の産生を高めて、血管の内皮細胞や膜にダメージを与えて、血管透過性を高め、転移を起こしやすくするという意見もあります。

さらに、高血糖はマクロファージを活性化して、がん細胞の増殖や浸潤、転移を促進する「炎症性サイトカイン」という悪い物質の産生を刺激します。

食事で糖質を摂取すると、当然血糖値が上がります。

血糖値が上がると、体は膵臓からインスリンを分泌して、血糖の濃度を下げようとします。

このように、インスリンは食後の血糖値を下げるのが主な作用ですが、**がん細胞の増殖を促進する作用もある**ことがわかっています。

がん細胞の表面の細胞膜には、「インスリン受容体」というものがあり、そこにインスリンが結合すると、細胞増殖のシグナルが活性化し、がん細胞の発育や転移が促進されてしまうのです。

また、インスリンの分泌は、がん細胞の増殖を促進するインスリン様成長因子の活性を高めてしまいます。

正常細胞とがん細胞の区別なく、すべての細胞にはインスリン様成長因子の受容体が存在しているので、インスリンの分泌によって、インスリン様成長因子の働きが活発になると、細胞は刺激を受けて増殖力をアップします。

増殖するのが正常細胞であればまだよいのですが、**がん細胞も同じように増殖が活発になってしまう**ので、**がんの進行が促進されてしまう**のです。

さらにインスリンの分泌は、細胞の自食作用であるオートファジーの働きを抑制してしまうので、さらにがん細胞が発生しやすくなります。

つまり、この性質を逆に利用して、糖質を極力摂らないように心がければ、血糖は当然上がらず、インスリンの分泌も起こりません。

インスリンが分泌されなければ、インスリン様成長因子は増加せず、その働きも抑制されますので、がん細胞の増殖を刺激することもなくなります。

培養したがん細胞を使った実験では、培養液のブドウ糖濃度を高めると、がん細胞の増殖や転移、浸潤が促進されます。

高濃度のブドウ糖がある状態でインスリンを添加すると、増殖や浸潤はさらに促進されます。

私たちの体でも、これとまったく同じことが起こっているのです。

糖質の高い食事を摂るたびに、血糖値やインスリン分泌量が増えると、そのたびにがん細胞の増殖が刺激されることになります。

「低糖質＋高脂肪食」を基本としたケトン体食事法を続ければ、血糖値の上昇もなく、インスリンが分泌されることもないので、がん細胞の増殖を抑えることができます。

がん細胞が増殖に使うエネルギーを断つ

がん細胞が増殖するためには、エネルギー源となる「燃料」と細胞をつくる「材料」が必要です。

つまり、この燃料と材料の供給を断つことができれば、その増殖は阻止されて、がん細胞を死滅させることができます。

私はよく、がんを暴走する車に例えて、患者さんにお話しします。

「アクセル」はがん遺伝子、「ブレーキ」はがん抑制遺伝子で、アクセルを踏みっぱなしになり、ブレーキが壊れて暴走し続けている車が、がんであり、がん細胞です。

いままで考えられてきたがん治療の方法は、故障したアクセルとブレーキのいずれか、もしくは両方を修理によって治そうという発想でした。

または、車自体を壊してしまい、暴走を止めるという荒療治も考えられていました。

しかし、いずれも確実に暴走車を止めるまでは、できませんでした。

最近注目されている方法は、ずっとシンプルでわかりやすいものです。

その方法とは、暴走車が使っている燃料を枯渇させてしまうというものです。

車の燃料であるガソリンに当たるものは、がん細胞の場合はブドウ糖ですから、**増**

殖するために必要なエネルギー源となる糖質の摂取を断ってしまえばよいのです。

糖質を断てば、体のエネルギー源となる燃料は糖質ではなく、**脂肪とケトン体に変わりますので、がん細胞は燃料とすることができません。**

このとき、肝臓では糖新生によってブドウ糖がつくられますが、がん細胞が増殖のエネルギーにできるほどは産出されません。

ケトン体を増やせば、がん細胞は死滅する

このように糖質を断つことで、がん細胞は増殖するエネルギー源を失い、ケトン体は、正常細胞を殺さずに、がん細胞だけを殺す抗がん作用があることが実験によって、あきらかになっています。

それぞれ、少し詳しく解説しましょう。

まず、がん細胞は、ケトン体をエネルギーに変換する酵素系の活性が低下しているので、ケトン体をエネルギー源としてうまく利用できません。

また、がん細胞を増やすために脂肪酸を合成する酵素系の活性が非常に高くなっていますが、脂肪酸を分解してエネルギーを産生する酵素の活性は低下しているのです。

つまり、**がん細胞は、ケトン体と脂肪を増殖するためのエネルギー源とすることができない**のです。

ケトン体からエネルギーを生み出すためには、ミトコンドリアで代謝されなければなりませんが、がん細胞は、ミトコンドリアを活性化すると酸化ストレスが高くなって、死滅しやすくなるというジレンマがあります。

つまり、仮にがん細胞がケトン体や脂肪酸をエネルギー源として使うために、**ミトコンドリアでの代謝をおこなうとすると、逆に自分の首を締める**結果になるのです。

体内のブドウ糖の量を減らし、脂肪酸やケトン体でエネルギーを生み出すような生活習慣をおくれば、ミトコンドリアの機能により、正常な細胞は脂肪酸の代謝によってエネルギーを効率的に産生して、生存できるのに対し、**がん細胞は、脂肪酸やケトン体からエネルギーを十分に産生できないため、エネルギーが枯渇して死滅する**のです。

次に、**ケトン体がもつ抗がん作用**についてです。

がん細胞と正常線維芽細胞の培養細胞を使った実験で、培養液にケトン体を添加すると、正常な線維芽細胞の増殖は阻害されませんが、**がん細胞の増殖は抑制されること**が報告されています。

これはケトン体が、がん細胞のブドウ糖のとり込みと代謝を阻害するためだと考えられています。

がんを移植したマウスを使った実験でも、ケトン食ががんの増殖速度を遅くし、生存期間を延ばす効果があることが報告されています。

この場合、カロリー制限を併用すると抗腫瘍効果が高いのですが、中鎖脂肪酸を豊富に摂取して、ケトン体の産生をさらに増やす**ケトン体食事法であれば、カロリー制限をしなくても、がん組織の増殖を抑え、生存期間を延ばせる**ことが確認されています。

つまり、ケトン体の産生量が多ければ多いほど、がん細胞の増殖を抑制する効果は強くなります。

その効果は、実際の臨床においても、脳腫瘍などの悪性腫瘍の治療における、ケトン食の有効性が報告されています。

その調査では、進行した「悪性星細胞腫」という脳腫瘍の女児2名を対象に、中鎖脂肪酸トリグリセリドを60％、他の脂肪を10％、たんぱく質を20％、炭水化物を10％

という組み合わせのケトン食メニューを使って、治療をおこないました。

すると、患者のひとりは、著しい改善と長期間の延命効果が認められたのです。


浸潤性の星細胞腫の中でも、最も悪性度の高い「膠芽腫（グリオブラストーマ）」は、人間のがんの中でもとりわけ予後の悪いがんです。

完全に切除できても、ほとんどが再発します。

手術後は、抗がん剤と放射線照射を併用した治療が標準ですが、平均生存期間は数カ月程度と、大変厳しいがんです。

この治療が困難で予後不良になりがちな脳腫瘍の治療（抗がん剤治療＋放射線治療）にケトン食療法を併用すると、劇的な治療効果が得られたという症例報告があります。

また、手術で完全に切除できなかった65歳女性の膠芽腫の患者に対して、摂取カロリーを１日６００キロカロリーに制限し、「脂肪：たんぱく質＋炭水化物」のカロリー比率を4：1に設定したケトン食を摂ってもらった結果、著しい抗腫瘍効果が認められたというレポートもあります。

脳腫瘍以外のがんでも、ケトン食が抗がん剤治療や放射線治療の効果を高めることが報告されています。

たとえば、肺がん細胞を移植したマウスを放射線照射で治療する実験で、マウスに「脂肪：たんぱく質＋炭水化物」のカロリー比を4：1にしたケトン食を与えると、普通の食事を与えた場合と比べて、移植腫瘍の増殖速度が抑制されたという結果が報告されています。

また、人間の胃がんをヌードマウスに移植した実験モデルでは、オメガ3系不飽和脂肪酸と中鎖脂肪酸を使ったケトン食で飼育すると、がんの増殖が遅くなったという報告もあります。

魚油のDHAやEPAといったオメガ3系不飽和脂肪酸には、がん予防やがん細胞の増殖を抑える効果が報告されています。

また、中鎖脂肪酸はケトン体の産生を増加しますので、がん治療におけるケトン体食事法では、中鎖脂肪酸とDHAやEPAなどのオメガ3系不飽和脂肪酸を豊富に摂取すると抗腫瘍効果を高めることができます。

ケトン体食事法は進行がんに対しても安全で有効

大腸がん細胞をマウスに移植した実験モデルで、ケトン体食事法の効果を検討した研究結果があります。

がんを移植されたマウスは、がんの増殖に比例して、体の脂肪や筋肉の量が減少し、体重が減ってきます。

このように、がんの増大によって筋肉と脂肪の両方が減少する状態を「がん性悪液質」といいます。

がん組織が出す「炎症性サイトカイン」などの物質が、脂肪やたんぱく質の分解を進行させてしまうのです。

この実験モデルにおいて、総カロリーの80％を中鎖脂肪酸から得るようなケトン食を与えると、**体重の減少が抑制され、さらに腫瘍自体の成長も抑えられる**結果が得られています。

ケトン体には、がん細胞の増殖を抑える作用だけでなく、炎症を抑える作用もあり、がん性悪液質の改善にも効果が期待できることを示しています。

末期がんの患者16人を対象に、ケトン食の効果と安全性を検討した報告もあります。

この報告では、脂肪とたんぱく質が豊富で、炭水化物を1日70グラム以下に制限した食事は、**臓器の働きをよくし、症状を改善する**効果があるという結論が得られています。

がん細胞は増殖するためのエネルギー源として、多くのブドウ糖を消費するので、糖質を断てば、増殖を止めることができます。

エネルギー源を糖質ではなく、脂肪でおこなう体質に移行することは、進行がん患者の状態を改善する効果が高いということです。

いまのところ、この食事による副作用は認められていません。

多くの研究で、血液中のケトン体濃度が高いほど、がん細胞の増殖抑制効果が高いことが示されています。

つまり、「低糖質＋高脂肪食」によるケトン体食事法をおこなうことによって、ケトン体を増やす工夫が最も重要だということです。

現在、がん治療におけるケトン食の応用が盛んに研究され、さらなる臨床試験も数多くおこなわれています。

がん患者にインスリンを使うことへの疑問

私の専門分野はがん治療で、大学を卒業してから現在まで、44年間がんの臨床と基礎研究をおこなってきました。

糖尿病は専門外ですが、**現在の糖尿病治療が、実はがん治療の妨げになっている**点があるのではないか、と感じています。

それは糖尿病患者ががんを併発しているケースでも、インスリン注射やインスリン分泌を刺激する薬剤を、その患者に勧めていることが多いからです。

インスリンががん細胞の増殖を刺激してしまうことは、すでにお話ししましたが、糖尿病患者ががんを罹患してしまった場合は、**インスリンを増やさずに、本来は糖質摂取量を減らして、血糖をコントロールする治療方法を指導するべき**ではないか、と私は考えています。

多くの疫学研究によって、糖尿病が発がんリスクを高めることが確認されています。

日本でおこなわれた大規模な調査では、糖尿病と診断されたことのある人は、ない人に比べて、**20～30％程度、がんの発生率が高くなる**傾向であることが報告されています。

糖尿病患者はがんの進行が早く、転移しやすいことも指摘されています。

2型糖尿病の多くはインスリンを投与しなくても治療可能

最近、私の病院に来院されるがん患者さんの中で、インスリンを使っている方が増えているように思います。

がん年齢といわれる50歳以上では、10％以上の人が糖尿病の治療を受けています。

問題は、このような糖尿病のがん患者さんに、安易にインスリンに頼った糖尿病治療がおこなわれていることです。

インスリンを使っていた糖尿病のある患者さんが、がんになって、その治療を求めて来院されたとき、私はまず**糖質摂取を減らす糖質制限食をおこなう**とともに、**インスリンの使用を減らす**か、**可能であれば中止する**方向で血糖のコントロールをおこなうように指導し、そのことを糖尿病の主治医と相談するようにお伝えします。

そして、がんと糖尿病、それぞれ両方の治療の目的で、低糖質のケトン体食事法を勧めるとともに、インスリンを使用せず、抗がん作用のある「メトホルミン（インスリン感受性を高める）」の服用をベースにした治療を提案します。

しかし、残念ながら、ほとんどの患者さんが、糖尿病の主治医からお叱りを受けてしまい、私のもとに帰ってきます。

「糖質制限は、糖尿病治療として認められていない」

「糖質を十分に摂ったことで上昇する血糖はインスリンで下げるのが、糖尿病の治療として確立されている」

「あなたの糖尿病は、インスリンを使わないと血糖をコントロールできない」

「ケトン体は体に悪い」

などと、いわれてしまうそうです。

しかし、私の経験では、それまでインスリン治療をおこなっていた糖尿病患者さんが、糖質制限をおこなうと、**インスリンを使わなくても、たいていの人は血糖値を良好にコントロールできる**ようになります。

インスリンを使わずに血糖を正常にできれば、さらにケトン食を中心にしたがん治療をおこなうことができます。

2型糖尿病の場合、超低糖質食やケトン食が、その治療に有効であることは、すでに多くの研究であきらかになっています。

インスリン分泌が極端に障害されていない段階であれば、**がんと糖尿病、それぞれの治療にケトン体食事法は大変有効**なのです。

インスリンの分泌ができない1型糖尿病の場合は、インスリンを使用しなければなりませんが、肥満や糖質の摂り過ぎが原因で発症する**2型糖尿病の多くは、食事からの糖質摂取量を減らせば、インスリンを使わなくても、血糖を良好にコントロールできる**ようになります。

もし血糖値を正常にできない場合は、インスリンではなく、インスリン感受性を高めるメトホルミンを併用すれば、多くのケースは解決します。

メトホルミンは糖尿病だけでなく、がんの予防や治療の分野でも注目されており、がんの発生を予防する効果やがん細胞の抗がん剤感受性を高める効果が報告されています。欧米では、糖尿病の治療の際に最初に使う薬で、世界中で1億人以上が服用しています。しかし、日本では高価な新薬を使うことが優先されて、メトホルミンが処方されることは少ないようです。

そもそも糖質を摂取しなければ糖尿病にはならない

みなさんご存じの通り、糖尿病は血糖値が異常に上昇する病気です。

血糖値を上げるのは糖質だけで、脂肪やたんぱく質をいくら食べても、食後の血糖値が高くなることはありません。

つまり、そもそも糖質を摂取しなければ、糖尿病になることはないのです。

したがって、糖尿病の食事療法はシンプルに「糖質摂取を減らすことが基本である」と考えるのが、理論的にも常識的にも正しいといえます。

しかし、現状は少し異なります。

以前からおこなわれている糖尿病の食事療法は、不思議なことに摂取カロリーと脂肪を減らすことが基本になっていて、その習慣はいまだに多く残されています。

この食事療法では、1日の総摂取カロリーを1600キロカロリー程度に抑えますが、驚くべきことに、糖質は摂取カロリーの60％前後の量を摂ることが推奨されています。

つまり、糖質の高いごはんなどで血糖を上げてから、インスリンで下げて、ブドウ糖の代謝をくり返すことがベストの治療であるとされています。

さらに、糖尿病の薬も、膵臓からのインスリン分泌量や血中量を増やしたりするものばかりで、インスリンの注射なども含めて、すべてインスリンに依存した治療が重視されています。

もっと素直に、シンプルに「血糖値を上げない」ことをすべきではないでしょうか。

アメリカでは、すでに糖質制限が糖尿病や肥満治療にとり入れられていて、ある大学病院では、糖質を1日20グラム未満に制限するケトン食の実践により、インスリンの使用を中止できる患者が多くいることを経験していると発表しています。

もちろん重症の糖尿病患者が、自分の判断だけで薬を中止したり、ケトン体食事法を実践するのは危険です。

糖質制限やケトン食に詳しい医師の指導や検査を受けながら、目的に応じて、糖質制限やケトン体食事法をおこなうことが大切です。

病状によっては、これらの食事療法が適さない場合もあるからです。

すべての糖尿病患者さんに超低糖質食やケトン体食事法が有効というわけではなく、長期の実施が副作用を起こす注意点も知っておく必要はありますが、それでも多くの糖尿病患者さんにとって、ケトン体食事法の実施が糖尿病治療に有効である事実は否定できません。

ケトン体食事法は糖尿病の改善効果が高い

あるアメリカの大学病院がおこなった研究結果は、2型糖尿病の治療におけるケトン食の有効性を報告しています。

食事中の糖質量が食後の血糖値のレベルを決める主な要因であり、まさに低糖質食こそが、血糖コントロールにおいて優れていることが、複数の臨床試験で示されています。

この観点から、肥満と2型糖尿病をもつ患者を対象に、24週間以上の期間における低糖質ケトン食の効果を調査研究しています。

この研究では、肥満と2型糖尿病をもつ84人を対象に、「低糖質ケトン食（1日の糖質摂取量は20グラム以下）」のグループと「カロリー制限した低グリセミック指数食（調査開始時の体重を維持できるカロリーから1日500キロカロリー減少させたもの)」のグループの2群に、無作為に分けました。

グリセミック指数は、食品がどれほど血糖値を上げやすいかを示す指標ですから、「低グリセミック指数食」というのは、血糖値が上がりにくく、インスリン分泌を刺激しにくい食品のことです。

両群ともにグループミーティングに参加してもらい、栄養補充のサプリメントと運動に関する指導を受けました。

その主な評価指標は「ヘモグロビンA1cの測定による血糖値のコントロール」としました。

この臨床試験では、参加した84人のうち49人(58・3%)が試験を最後まで完了しました。

両方の食事療法ともに、ヘモグロビンA1c、空腹時血糖値、空腹時インスリン値、体重減少において改善が認められました。

しかし、低糖質ケトン食群は、低グリセミック指数食群に比べて、ヘモグロビンA

1c、体重減少、HDLコレステロール値において、より大きな改善効果が見られました。

そして、糖尿病治療薬の処方が減少もしくは不要になった率は、低糖質ケトン食群では95・2％、低グリセミック指数食群では62％となり、低糖質ケトン食群のほうが統計的に大幅に有効という結果が出ました。

この研究論文の結論では「2型糖尿病患者への食事の介入によって、血糖値の良好なコントロールが達成でき、糖尿病治療薬の量の減少や投薬不要にすることも可能であった。カロリー制限した低グリセミック指数食よりも、低糖質ケトン食のほうが血糖値の改善効果が高く、薬の減少や不要になる割合も大きかった。糖質摂取を制限する食事療法は、2型糖尿病の治療として有効である」と記述されています。

つまり、この調査結果は、1日の糖質摂取量が20グラム以下の低糖質ケトン食は、低グリセミック指数の食品を主体にしたカロリー制限食よりも、血糖値のコントロールが良好で、ケトン食によって95％の患者が、薬が不要になるか薬の量が減少したことを示しています。

ケトン体食事法は糖尿病合併症を改善する

糖尿病が怖いのは、微小血管の傷害が進行して、糖尿病性網膜症で失明してしまったり、糖尿病性腎症で腎不全となり、透析が必要になってしまったり、神経症によってしびれや感覚麻痺を発症してしまうなど、深刻な合併症に陥るからです。

糖尿病性網膜症による失明者数は年間約３０００人で、それは毎年増加していますす。

人工透析を受けている患者さんの数は30万人を超えていますが、このうち糖尿病性腎症が原因で人工透析を受けている患者さんは10万人以上います。

新たに人工透析を導入された患者さんは1年間で約3万6000人ですが、このうちの43％以上（約1万6000人）が糖尿病性腎症の患者さんです。

このように糖尿病から人工透析を導入される患者さんは、年々増えています。人工透析の費用は、患者ひとり当たり年間約500万円といわれています。この計算では、糖尿病性腎症で人工透析を受けている10万人の費用は、年間5000億円以上ということになります。

医療が進歩して、糖尿病になる患者数が減少し、失明や人工透析になる糖尿病患者さんの数が減少しているのであればよいのですが、現実はそうではありません。

あるアメリカの大学病院の研究者は、「糖質制限の臨床効果は極めて大きく、そして明白なのに、なぜ他の医師は理解できないのだろう」と嘆くとともに、「その一方で、糖尿病患者には、この糖質制限は容易に受け入れられている。それは、食事中の糖質が血糖値を高め、糖尿病は高血糖によって起こる病気であるから、食事中の糖質を減らせば糖尿病は起こらないと納得できるからである」と論文に記述しています。

糖尿病性腎症は、糖尿病性神経障害および糖尿病性網膜症とともに、糖尿病の3大

合併症のひとつで、糖尿病によって、腎臓の糸球体が細小血管障害のために硬化してしまい、その数を減じてしまう病気です。

現在、人工透析を受けている糖尿病患者さんの大部分が、糖尿病性腎症による腎不全です。

通常、このような病変は不可逆的で、良好な血糖コントロールによって進行を遅延させることはできても、病理所見を逆行して、正常方向に戻すことはできませんが、ケトン食によっては、このような病変を改善できる可能性が動物実験で示されています。

マウスの1型糖尿病のモデルと2型糖尿病のモデルを使って、糖尿病性腎症を自然発症させたのち、半分のマウスをケトン食に変更したところ、糖尿病性腎症が2カ月間のケトン食摂取で、完全に正常化したという結果が報告されています。

インスリン療法やその他の薬物治療では、糖尿病の合併症の発症を遅らせる効果はありますが、これらの治療法が糖尿病の合併症を改善しているという確固たる証拠はありません。

臨床的な観点から、糖尿病に関連する病変を正常に戻すことは、その病変の発症を遅延させることより、はるかに価値があります。

ケトン体は、遺伝子発現に作用して、酸化ストレスを軽減したり、細胞を保護するたんぱく質の合成を促進する作用が報告されています。

このことから、糖尿病の合併症を発症している患者に、ケトン食を長期間にわたって摂取してもらうことにより、ケトン体の血中濃度を高めて、糖尿病の合併症を予防したり、改善できる効果があるのではないかというアイデアが生まれます。

ただし、くり返しになりますが、重症の糖尿病患者さんは、自分の判断で薬を中止したり、ケトン食を実践することが危険な場合もあります。

あくまでケトン食や糖質制限にくわしい医師の指導のもとで、検査を受けながらおこなうことが大切です。

「ＳＧＬＴ－２阻害薬」は画期的な薬なのか？

最近、糖尿病の新薬で「ＳＧＬＴ－２阻害薬」という薬が、「糖尿病治療において画期的な薬」というような表現で話題になっています。

ＳＧＬＴ－２阻害薬とは、「sodium glucose cotransporter-2」の略で、「ナトリウム・グルコース共役輸送体－２」と呼ばれるたんぱく質のことです。

血液中のブドウ糖は、腎臓の糸球体で一旦は血管外に排泄されますが、近位尿細管にあるＳＧＬＴ－２というナトリウム依存性のグルコース・トランスポーターによって、再吸収されます。

この働きの結果、正常な人は尿中に糖が出ないようになっています。

ＳＧＬＴ－２阻害薬は、ＳＧＬＴ－２の作用を阻害することによって、原尿（糸球体で濾過されたばかりの尿）の中のブドウ糖を尿細管で再吸収するのを阻害して、尿中にブドウ糖をとどめることで排泄してしまい、血糖値を低下させる薬です。

さて、糖尿病の患者さんが糖質を1日200グラム摂取すれば、当然血糖が上昇しますが、尿から大量の糖質を排泄すれば、血糖値を下げることができます。

つまり、この排泄されたブドウ糖は食事から摂取したのに、無駄に捨てられたことになります。

これは、食事を残して捨てるのと同じで、食べものを無駄にしているのです。

ブドウ糖を尿中に捨てるのであれば、はじめから摂取しなければよいのではないか、と私は思います。

SGLT-2阻害薬を使うことは、糖質を食べるよろこびは得られますが、薬を一生飲み続け、それに大きなお金を使うことになります。

当然の話ですが、糖質を制限をすれば、この薬代は不要になります。

また、ＳＧＬＴ－２阻害薬で尿糖を増やすということは、尿路感染症のリスクを高めるなどの副作用もあります。

この薬に頼って糖質を多く摂取するとインスリンの分泌が増えるので、老化の促進やがんの発生が増える可能性もあります。

この薬を「画期的」とか、「糖尿病治療の常識を覆す」といって絶賛している医師もいますが、私にはその価値がわかりません。

ケトン食のように、食事の中の糖質摂取量を減らす食事療法をおこなうだけで、多くの糖尿病は治り、お金のかかる薬も必要なくなることは確かです。

その最大の根拠は、１９６０年代までの日本では、糖尿病は稀な病気だったことです。

糖尿病は、間違った飽食の食生活が原因で増えているのです。

私はこの事実に、多くの糖尿病のがん患者さんを指導させていただいた経験から、確信を持っています。

現在、糖尿病やがんに苦しんでいる患者さんには、いまこそ使い続けているインスリンを減らす治療や努力が必要であることを理解してほしいと願っています。

第5章

ケトン体食事法をはじめる前に知っておきたいケース別Q&A

Q 小学生の息子と一緒にやっても大丈夫ですか？

最近2～3年間で体重が10キロほど増えてしまいました。健康のためを考えて、ケトン体食事法を実践してみたいと考えています。どうせやるなら、私だけでなく、家族全員一緒にやってみたいと思います。主人も中年太りが目立ってきたので、彼にはちょうどいいと思うのですが、小学校5年になる育ちざかりの息子がやっても大丈夫でしょうか。給食はそのまま食べさせようと思うのですが、朝夕は同じケトン食生活をやってみたいのですが……

【34歳・主婦・女性】

A すでに多くの子どもたちが実践しています

もともとケトン食は、薬物治療が効かない**小児てんかんの治療法として確立された**

ものですので、すでに多くの子どもたちが実践していて、その長期の安全性も確かめられています。

また、てんかん以外にも、**がんや神経難病などの治療目的で、小児を対象としたケトン食が実践**されています。

したがって、小学生が実践してもまったく問題はありません。

ただし、育ちざかりで病気もない息子さんであれば、厳しいケトン体食事法をおこなう必要はありません。

糖質からの摂取カロリーを20％程度まで緩和した、マイルドなケトン食を朝夕に摂り、給食はそのままお友だちと同じものを楽しむスタイルで、**自宅での食事だけ、ケトン体食事法にすればよい**と思います。

ココナッツオイルなどの中鎖脂肪酸は、未熟児や手術後の栄養補給にも利用されていることからもわかるように、安全性の高い脂肪です。

オメガ6系のオイルや砂糖がたくさん使われている、甘いお菓子やスナックなどを食べることに比べれば、中鎖脂肪酸やオメガ3系不飽和脂肪酸、オリーブオイルのように、体によい油を日頃から豊富に摂っているほうが、子どもの健康にずっと役立ちます。

ケトン体が、脳の働きをよくすることも最近報告されています。

さらに、DHAを豊富に含んでいるオメガ3系不飽和脂肪酸も、脳の働きをよくします。

いい油を豊富に摂りながら、ケトン体食事法を実践すると、脳がより発達することは動物実験でも証明され、報告されています。

Q やせ型の自分がやると体力が落ちるのでは？

がん予防に有効と聞きました。ぜひ、ケトン体食事法をやってみたいと思っているのですが、私は太り気味というよりは、むしろやせています。燃焼させる体脂肪自体があまりないので、糖質を摂るのをやめると体力がなくなるのではないかと不安です。食事で、たんぱく質と脂肪を豊富に摂れば大丈夫でしょうか？ 糖分に比べると、脂肪は燃焼しにくいそうなので、少し心配です。**【55歳・自営業・男性】**

A 体力が低下するどころか、よりパワーアップします

糖質を減らした分のカロリーを、**脂肪とたんぱく質で補うことで、食事からのカロリーが不足しなければ体重は維持**できます。

さらに適度に運動をすれば、筋肉量も増えます。

ケトン食は、体脂肪が少ないだけでなく、**筋肉量の多い丈夫な体に**あなたを変えてくれるでしょう。

良質のたんぱく質と体によい脂肪をしっかり摂ることを心がけて、ビタミンやミネラル、食物繊維やフィトケミカルなどが豊富な野菜、海草、きのこなどを多く摂ることで、栄養素とカロリーを不足させなければ、糖質の摂取量をグッと減らしても、体力が低下することはありません。

体力が低下するどころか、**よりパワーアップ**しますので心配はいりません。

ただし、糖質の代謝から脂肪燃焼へ、エネルギーをつくり出すメカニズムが切り替わるまでの数日は、倦怠感や体力が低下する可能性がありますが、それは一時的なものです。

やがてケトン食に慣れて、脂肪が燃焼されるようになると、ケトン体を生み出しやすい体質になり、体力や体調はもちろん、病気への抵抗力も強くなります。

Q 食後に眠くなる食後高血糖は治る？

食事を摂ったあと、すぐに眠くなるのは、食後高血糖の可能性があると聞きました。私はいつも眠くなるタイプなのですが、空腹時血糖値は標準値です。食後高血糖は、糖尿病になる危険があるそうなので、不安です。ケトン食をはじめれば、食後高血糖のように食後に眠くなることはなくなりますか？【43歳・営業職・男性】

Ａケトン食を摂ると、食後眠くなるどころか、頭が冴えます

血糖値は、あくまで血液中のブドウ糖の濃度を表したものです。

食後に血糖値が上がるのは、体内で分解されて、ブドウ糖となって吸収される糖質を摂ったときだけです。

脂肪やたんぱく質をいくら食べても、血糖値はまったく上がりません。

高血糖になると、たんぱく質の糖化を促進したり、活性酸素の産生を高めたり、炎症を引き起こすなど、さまざまな有害作用をもたらします。

食事や飲料からの糖質の摂取を少なくすれば、当然、糖尿病にはなりません。

１９６０年代まで、日本では糖尿病は稀な病気で、この病気が増加したのは、穀物の精製技術が向上して、体内への吸収が早い糖質を含んだ食品が増えたことが第一の原因です。

糖質が少ないケトン食をはじめれば、**食後に眠くなることは確実になくなります。**ケトン体がよく出る体質になると、食後眠くなるどころか、**むしろ頭が冴えて、脳機能が良化して仕事もはかどります。**

Q 寝たきりの母がはじめても大丈夫？

ケトン食は、認知症やアルツハイマー病の予防によいと聞きました。私には、足が不自由になって、寝たきりに近い状態の80歳になる母がいます。外出時は車いすを利用しています。そんな母にケトン食を食べさせても問題ないでしょうか。また、食べさせるときに気をつけることはありますか。母は、太り気味で、膝に体重の負担がかかって痛みを覚えることから、歩行が困難になりました。**【58歳・主婦・女性】**

A 少しずつ無理なくはじめてみましょう

ケトン食は、アルツハイマー病の患者の認知機能を高めることが、臨床試験で示されています。

私のクリニックでも、ケトン食を実践したところ、**記憶障害や物忘れの程度が改善した**、というお話を患者さんのご家族からご報告を受けています。

その中には、80歳代の方もいらっしゃいます。

特に肝臓や腎臓の働きが極端に低下していなければ、高齢者であっても、ケトン食の実践は問題ありません。

ただし、高齢者の場合は、胃腸の消化機能が低下している場合もありますので、**肉や魚を食べるときにはなるべく軟らかく**なるように調理したり、オイルの摂取量を増やすときに、腹痛や下痢を起こさないよう、**少しずつ無理なく増やしていく**ような注意が必要です。

認知症の改善効果を高めるには、脳のエネルギーとなるココナッツオイルやMCTオイルなどから**中鎖脂肪酸を豊富に摂取することがポイント**です。

もちろんケトン体食事法も合わせて実践していただきたいところですが、中鎖脂肪酸を豊富に摂るだけでも、アルツハイマー病には大きな改善効果が得られます。

また、ケトン食はアルツハイマー病だけでなく、**さまざまな原因による神経変性疾患の治療にも試してみる価値はあります。**

Q 乳がんのⅣ期でも、ケトン食を試してみる価値はある?

数年前に、左胸に乳がんのⅣ期の診断を受けました。骨と肝臓に転移があり、手術はできない状態でした。抗がん剤の治療をはじめて、特に副作用もなく、骨、肝臓のがんが消え、乳がん自体も小さくなっていきました。しかし、今年、抗がん剤が効かなくなって、乳がんも骨や肝臓に転移したがんも増大してきました。同じ抗がん剤が使えないので、最近別の薬に変わりました。このような状態でも、ケトン食を試してみる価値はあるでしょうか。**【47歳・自営業・女性】**

A 進行がんであっても、試す価値はあります

がん細胞はブドウ糖を多くとり込んで、増殖するときのエネルギー源や物質合成に使っています。

つまり、がん細胞がブドウ糖をとり込めないようにすれば、増殖スピードは確実に遅くなり、やがて死滅してしまいます。

糖質制限食によって、糖質摂取量を減らして、インスリン分泌を減少させるだけで

も、がん細胞の増殖は抑制できますが、肝臓での糖新生によって、血糖値は正常域に維持されるので、がん細胞はそれをとり込んで、少しずつではありますが、増殖できてしまいます。

正常細胞は、ケトン体をエネルギー源として利用できますが、がん細胞はケトン体を十分に利用できません。

この性質の違いを利用して、**がん細胞のエネルギー源を断つことを目的にしたのがケトン食**です。

転移のある進行がんでも、がん細胞が増えなければ、十分延命ができます。

ケトン食による作用が、がんによって病的にやせてしまい、**深刻な衰弱状態に陥ってしまう「がん性悪液質」を改善**したり、**抗がん剤や放射線治療の効果を高める**ことが報告されています。

また、**末期がんの患者でも、安全に実施できる**ことも報告されています。

がん細胞の増殖を抑える効果は、血中のケトン体の濃度に比例することがあきらかになっています。

オメガ3系不飽和脂肪酸と中鎖脂肪酸の摂取量を増やし、糖質の摂取量を減らすことで、ケトン体の産生を増やすケトン体食事法は、進行がんであっても、試す価値はあります。

私のクリニックでも、ケトン食を実践したことで、がんが縮小したり、増殖が遅くなった患者さんがたくさんいらっしゃいます。

Q ケトン体には、毒性がある?

2型糖尿病を患っています。カロリー制限ではなく、ケトン体食事法を試してみようと思い、かかりつけのお医者さんに聞いてみたところ、「ケトン体には、毒性があるからやめたほうがいい」といわれてしまいました。ケトン体には、本当に毒性があるのでしょうか？【38歳・銀行員・男性】

Ａ ケトン体そのものには、毒性はありません

ケトン体は、19世紀の中頃に**「糖尿病性ケトアシドーシス」という病気の患者の尿の中に、大量に含まれている物質として発見**されました。

そのため、「ケトン体は、糖代謝の異常によって生成される、毒性のある代謝産物である」と長い間誤解されてきました。

ケトン体は強い酸性なので、血中濃度が多くなると、血液や体液のペーハー（水素イオン指数）が低下し、酸性になります。

血液や体液が酸性になる状態を「アシドーシス（酸性血症）」といい、ケトン体の異常増加によって、血液が酸性になる状態を「ケトアシドーシス」といいます。

糖尿病性ケトアシドーシスは、主に1型糖尿病患者（2型と異なり、インスリンの分泌がまったくない）に起こり、インスリンがない状態で脂肪の分解が活発化して、血中にケトン体が異常に増えることでアシドーシスになります。

具体的な数値で、比較してみましょう。

糖尿病性ケトアシドーシスの場合、ケトン体の血中濃度は「25mmol/L」以上、血液のペーハーは7・3以下（正常は7・4）になって、アシドーシスになります。

比較して、絶食やケトン食の効果によって、**正常な人間に起こる生理的なケトーシス（ケトン症）の場合は、ケトン体の血中濃度は「6〜8mmol/L」程度**を上限にして、それ以上には増えません。

その理由は、肝臓での**ケトン体の産生能力には限界**があるほか、脳をはじめとした多くの組織で**ケトン体が燃料としてさかんに消費**されてしまい、そのバランス効果によって、**ケトン体の血中濃度が「８mmol／L」を超えることはない**からです。

ケトン体の血中濃度が「８mmol／L」以下の場合は、血液の緩衝作用によって、血液が酸性になってしまうことはありません。

また、**この程度の濃度であれば、細胞に毒になることはありません。**

むしろ安全なエネルギー源となるほか、遺伝子発現への作用や抗炎症作用、アンチエイジング効果など、体によい影響を与えることが最近の研究であきらかになっています。

２型糖尿病に対しても、アメリカのデューク大学医療センターのウェストマン博士らは、ケトン食の有効性を報告しています。

１型糖尿病でない限り、適切におこなえば、**ケトン食は糖尿病の治療にとても有効**

な食事療法です。

また、糖尿病合併症の改善効果も報告されています。

絶食やケトン体食事法で生成されるレベルのケトン体が、体に毒になることはありません。

仮に体に毒になるのであれば、日常的に飢餓を経験している野生動物や太古の昔の人類が生き延びることはできなかったはずです。

Q 自閉症にも効果がある？

3歳になる娘が、自閉症の診断を受けてしまいました。ケトン体は脳神経に作用して、認知症にも効果があると聞きました。自閉症にも、いい影響はあるでしょうか。

【35歳・教師・男性】

A 自閉症の治療として、ケトン食は有効です

ケトン食は、小児の難治性てんかんの治療法として開発されました。てんかん発作が、絶食によって減少することは古くから知られていて、「脂肪が多く、糖質の少ない食事を摂ることで、絶食と同等の効果が得られる」という考えのもとに、１９２０年代に全米で最も優れた病院のひとつといわれるメイヨー・クリニックのラッセル・ウィルダー博士により発案されました。

このケトン食が、難治性てんかんに有効であることは、数多くの臨床試験で証明され、その有効性と安全性はしっかり確立されています。

また、てんかんに合わせて、自閉症にも効果があることを示す、臨床試験の結果が報告されています。

自閉症は、先天性の脳機能障害などによって、社会性や他者とのコミュニケーション能力に困難が生じてしまう病気です。

4～10歳の自閉症の子ども30人を対象に「ケトン食を4週間摂ったあと、普通食を2週間摂る」という6週間のサイクルをくり返して、6カ月間治療をおこなった調査結果をまとめた、ある論文があります。

この治療調査では、全体の60％に当たる30人中18人が、自閉症の症状が改善したと報告されています。

改善症状を示した子どものうち、著しい改善が2例、平均的な改善が8例、軽度の改善が8例であったとレポートされています。

この臨床試験の結果は、**自閉症の治療として、ケトン食は有効である**可能性を示唆しています。

この他にも、ケトン体が脳の働きをよくしたり、さまざまな脳機能障害を改善する効果が最近数多く報告されています。

Q ケトン体食事法に＋αするとよいものはありますか？

ケトン体食事法は、「低糖質＋高脂肪食」を中心とした糖質制限とともに、体にいい中鎖脂肪酸などの油を積極的に摂る食事療法とのことですが、この食事療法とケトン体そのものの効果をさらに高めるために、プラスαとして摂るといいものはありますか？【46歳・公務員・女性】

A 漢方薬やハーブが有効です

まず、漢方です。

血液循環の改善や解毒の効果がある「桂枝茯苓丸《けいしぶくりょうがん》」や脂肪燃焼を促す「防風通聖散《ぼうふうつうしょうさん》」などがいいでしょう。

血液循環がよくなり、体脂肪の燃焼を促進する、これらの漢方薬をケトン体食事法とともに使用すれば、ケトン体の産出が増えて、減量効果もアップします。

また、エネルギー産出が糖代謝から脂肪燃焼に切り替わるまで、一時的に起こる倦怠感や体力低下、脱力を緩和させるためには、体力を高める「高麗人参」が有効です。

ハーブでは、ミントがよいでしょう。

イタリアのパドヴァ大学が研究報告していますが、ミントには清涼感を増し、胃腸の状態をよくする効果があり、地中海食を中心としたケトン食にミントのハーブティーを加味したところ、減量効果が促進されて、心血管性のリスクも軽減したとされています。

パドヴァ大学の研究では、その他に、抗酸化作用のある「黒大根」、消化を助ける「ごぼうの新葉と種子」、解毒作用のある「西洋たんぽぽ」、疲労回復の効果がある

「ガラナ」などが、ケトン体食事法や糖質制限をおこなうときに、その効果を促進される狙いで役立つとされています。

おわりに

現代人のエネルギー源は、糖質主体です。

しかし、太古の狩猟採集時代、人類のエネルギー源は、主に脂肪酸とケトン体でした。ヒトの生理燃料を「糖質→脂肪酸とケトン体」に変更するのがケトン食です。糖質主体の食事よりケトン食のほうが、より人類の生理機能に合っていると私は確信しています。

少なくとも、糖質は人類にとって必須の栄養素ではなく、狩猟採集時代には糖質摂取量は現在の数分の一でした。

そして、現代人の食生活のような「吸収の早い糖類の大量摂取に、人体の代謝系はまだ対応できていない」ということが、近年の肥満や糖尿病、メタボリック症候群の増加の原因となっていることは、すでに多くの研究者が指摘しています。

本書では、多くの研究結果をもとにしながら、ケトン体食事法のメリットと実践方法を解説しました。

私が最初にケトン食に興味を持ったのは、専門領域であるがん治療にケトン食が使われ、よい結果が報告されているのを文献で知ったからです。がん細胞ではブドウ糖のとり込みが多いので、そのブドウ糖の利用を断つことでがん細胞を死滅できるという理論は非常に説得力があり、がん患者さん向けの書籍を出版したのが10年前のことです。

そしてがん患者さんにすすめるために、私自身もケトン食を実践しました。

糖質摂取量をできるだけ減らし、中鎖脂肪酸や魚の脂、オリーブオイルの多い食事を摂るようにしたところ、最初の3カ月で体重が10キロ以上減少したことに驚きました。

そこで、ダイエットで同じ失敗をくり返している人たちにケトン食を紹介しようと、一般向けの原稿を書きはじめました。本書の土台となる原稿は、9年程前にはほぼできていたのです。

しかし、その当時はまだ「ケトン体は体に悪いもの」という意見が圧倒的に多く、ケトン食の健康作用に関する書籍を出版しても批判されるだけだと思い、そのままにしていました。

ところが、この数年の間に、ケトン体の健康作用に関する報告が増え、ケトン体が遺伝子発現や細胞機能に作用することがあきらかになりました。絶食やケトン食によるケトン体濃度の上昇は生理的な現象であり、まったく安全であることが臨床試験でもあきらかになりました。ケトン食が糖質のさまざまな不健康作用を防ぎ、老化速度を遅くし、多くの病気を予防して、健康寿命を延ばすことが多くの研究で支持されるようになっています。がんやアルツハイマー病、糖尿病やその他多くの疾患の治療にも有効性が報告されるようになりました。

医療従事者を対象にしたある調査で、医師の2割ほどが糖質制限ダイエットを実施しているという調査結果もありました。

そこで、いまならケトン食を推奨する書籍を出版しても受け入れられると判断して、最近の知見を加えて本書をまとめました。

ケトン体やケトン体食事法、その健康作用に関して、多くの人に知っていただければ本書の目的は達成できたと思います。

銀座東京クリニック院長　福田一典

祥伝社黄金文庫

がんの名医《めいい》が実践《じっせん》！
ケトン体《たい》食《しょく》事《じ》法《ほう》で健康《けんこう》になる

令和4年3月20日　初版第1刷発行

著　者　福田《ふくだ》一典《かずのり》

発行者　辻　浩明

発行所　祥伝社《しょうでんしゃ》

〒101－8701
東京都千代田区神田神保町3－3
電話　03（3265）2084（編集部）
電話　03（3265）2081（販売部）
電話　03（3265）3622（業務部）
www.shodensha.co.jp

印刷所　萩原印刷

製本所　ナショナル製本

ISBN978-4-396-31821-5 C0147